健康ライブラリー　イラスト版

知的障害のことがよくわかる本

東京都立東部療育センター院長 有馬正高［監修］

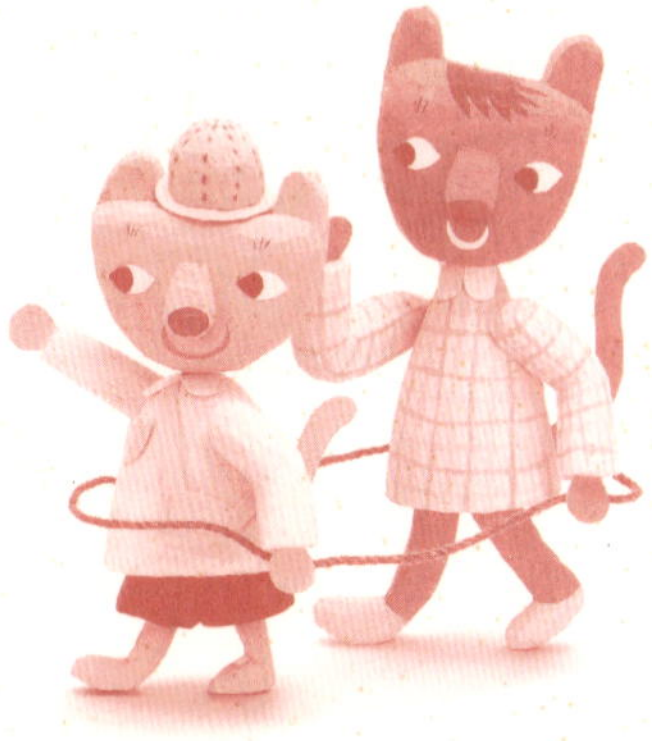

講談社

まえがき

生まれた子どもに知的障害があると告知されたお父さんやお母さんは、たいへんなショックをうけることでしょう。将来への不安を感じ、今から何をすればよいのかもわからない状態になるのは仕方のないことです。

知的障害についての研究は着実に進んではいます。しかし、いまだに原因のわからないことも多く、根本的な治療法がないというのが現状です。生まれてきた子どもに知的障害があると診断された場合、その子をどのようにして社会の一員として送りだせるかということが問題になります。

しかし、社会にでるためには多くの困難があります。知的障害がある子どもは、日常生活のささいなことができなかったり、いろいろな病気にかかりやすかったりするからです。そのため、お父さんやお母さんは深く悩んでしまうのです。本書では、このように悩んでいるお父さんやお母さんのために、子どもとどのように接すればよいか、どのような支援があるかについて具体的に解説しています。

また、日本の障害者福祉の制度についても、基本的な知識を紹介しています。知的障害がある子どもたちを、親だけではなく、社会全体でささえていかなければなりません。そのためには、今ある福祉の制度を積極的に利用していくべきでしょう。

正しい療育を通して自立へむけた基盤をつくり、他の子と一緒に学校教育をうけ、地域の中で福祉制度を利用しながら自立した生活を送るようになれれば、親にとっても子どもにとってもうれしいことです。

この本が、親子がともに成長していくための一助となれば幸いです。

東京都立東部療育センター院長
有馬　正高

知的障害のことがよくわかる本

もくじ

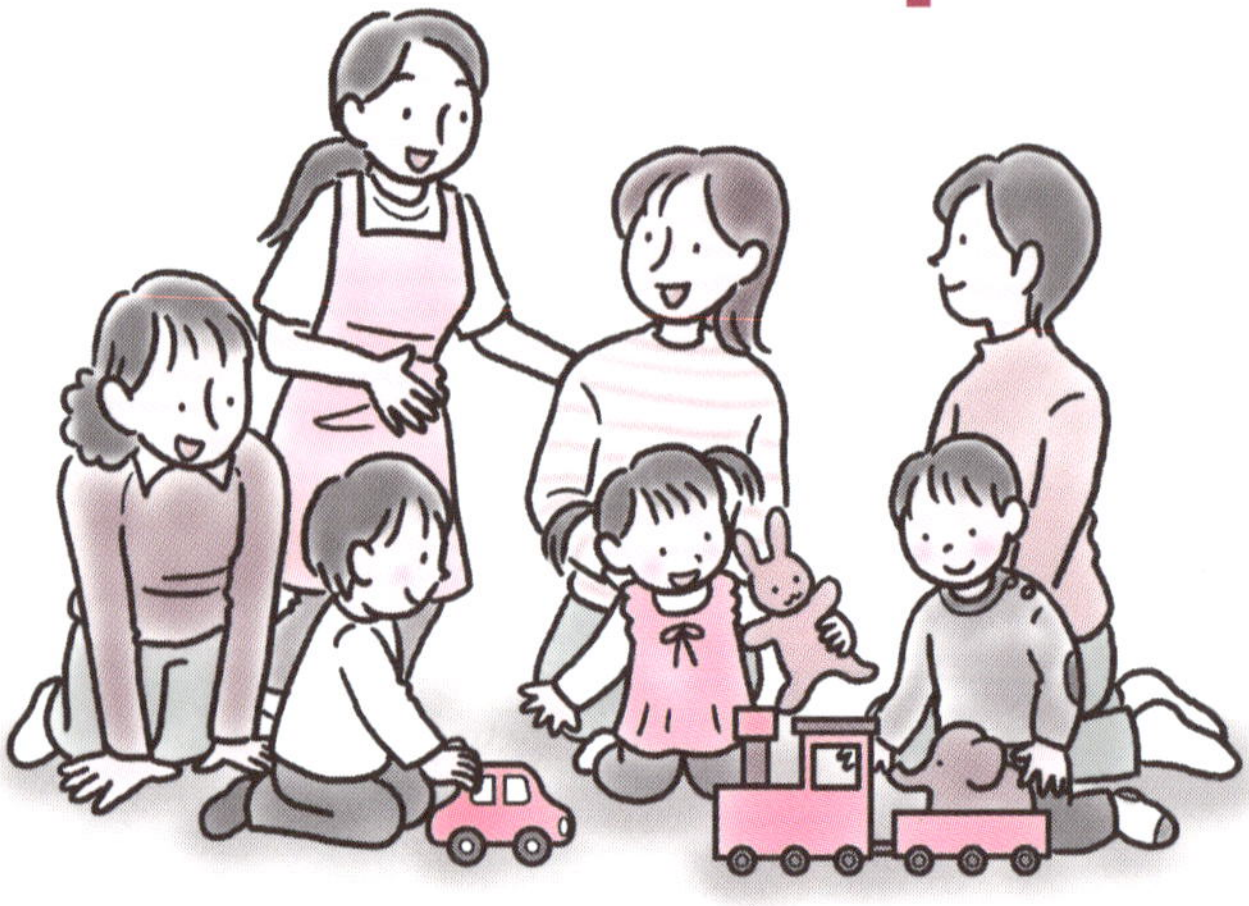

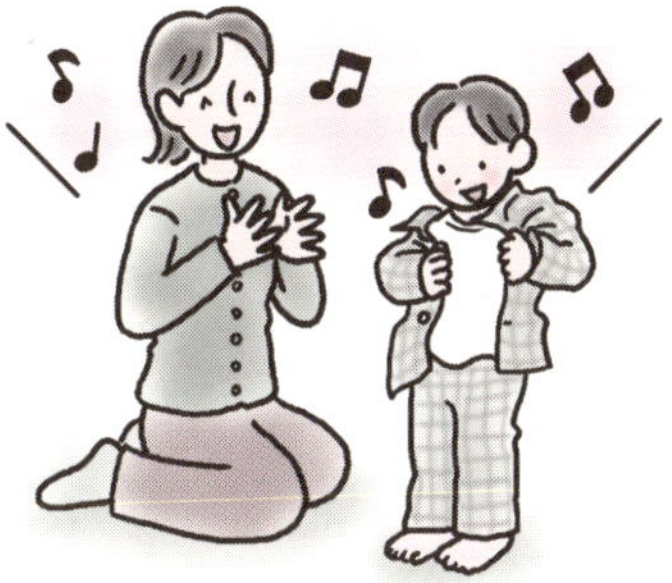

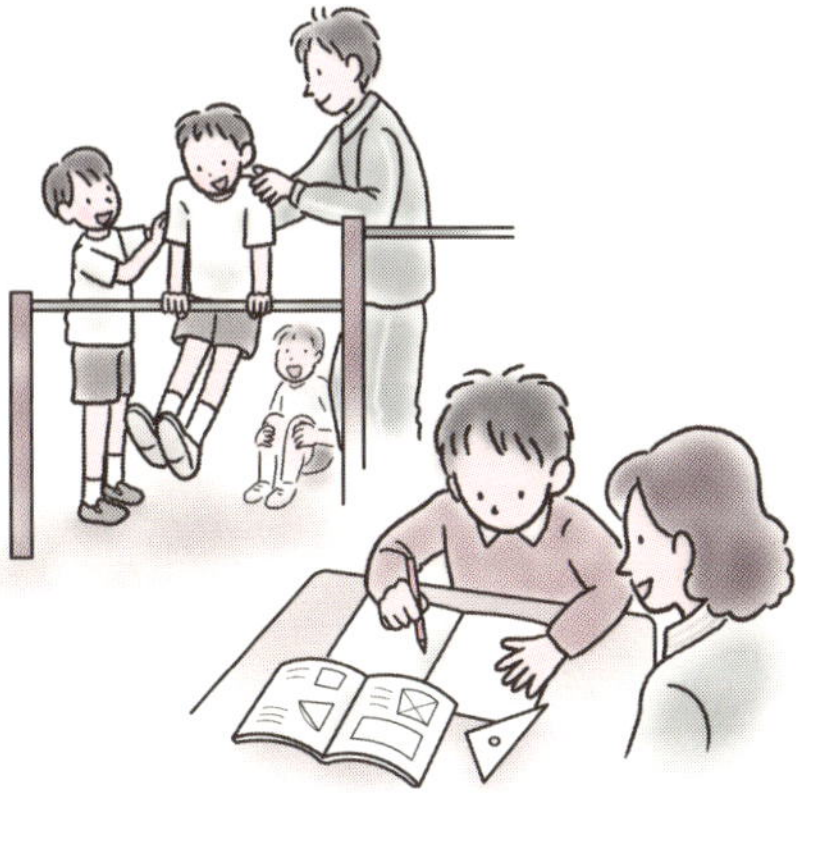

2 ひとりで悩まず、周囲の協力で不安を解消

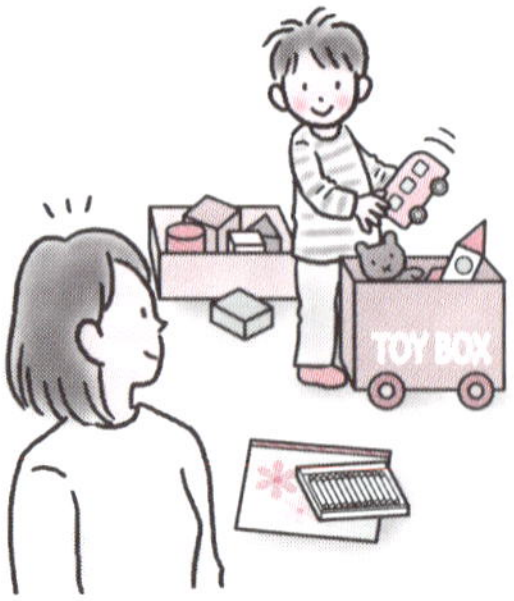

TOY BOX

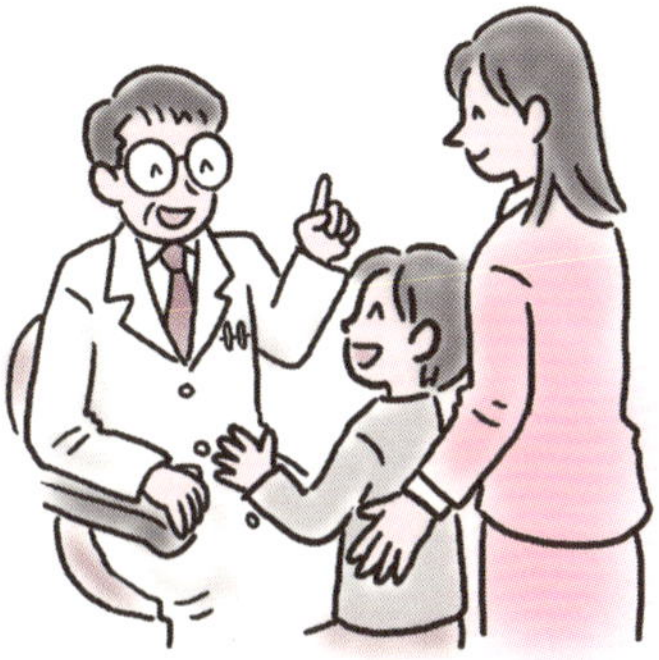

5 心配・不安を解消するQ&A

理解度テスト

知的障害についてどこまで理解していますか？

知的障害については、なんとなくしか知らないという人が多いのではないでしょうか。
正しい知識をどれくらいもっているのかテストしてみましょう。

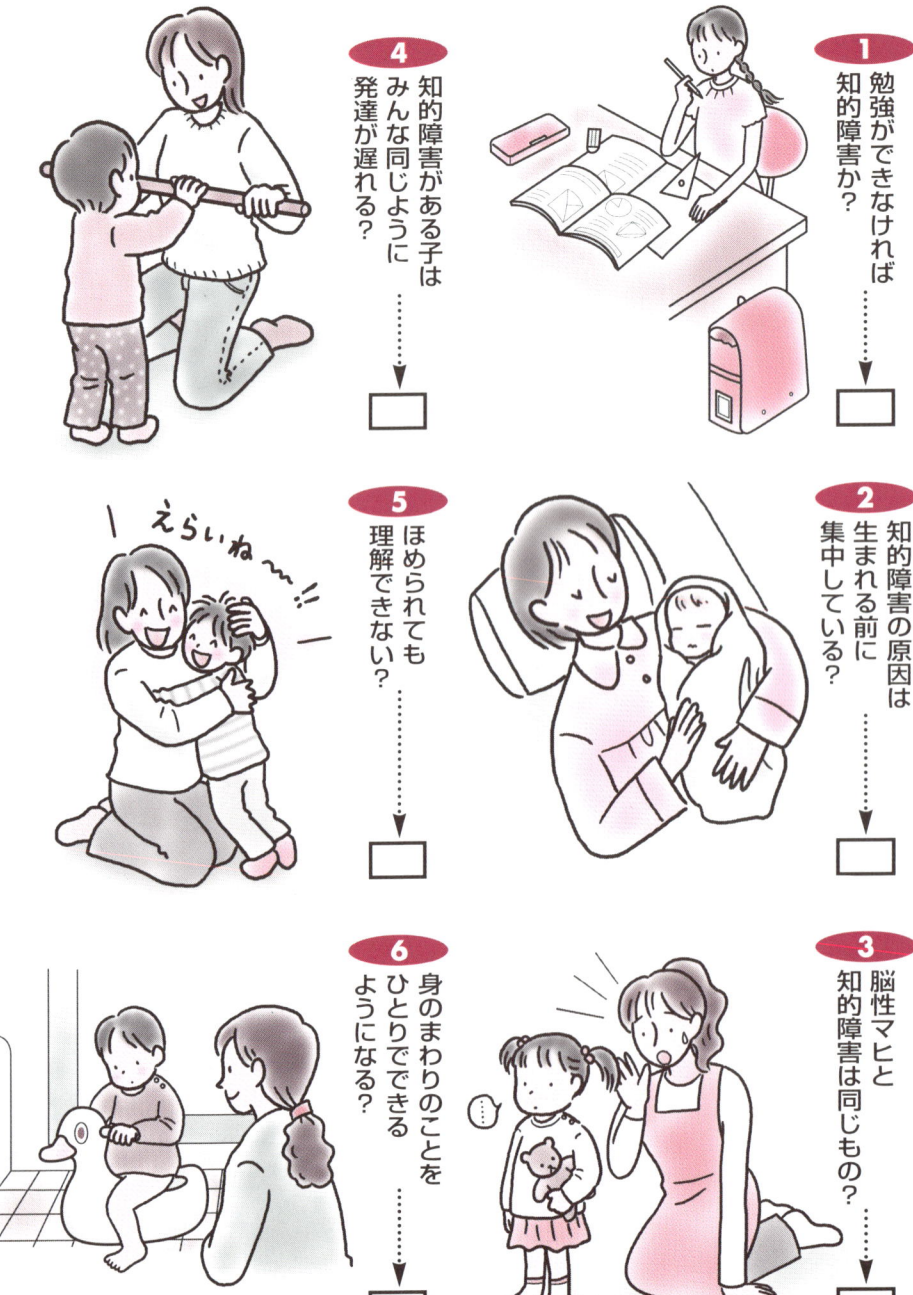

1 勉強ができなければ知的障害か？ …… □

2 知的障害の原因は生まれる前に集中している？ …… □

3 脳性マヒと知的障害は同じもの？ …… □

4 知的障害がある子はみんな同じように発達が遅れる？ …… □

5 ほめられても理解できない？ …… □

6 身のまわりのことをひとりでできるようになる？ …… □

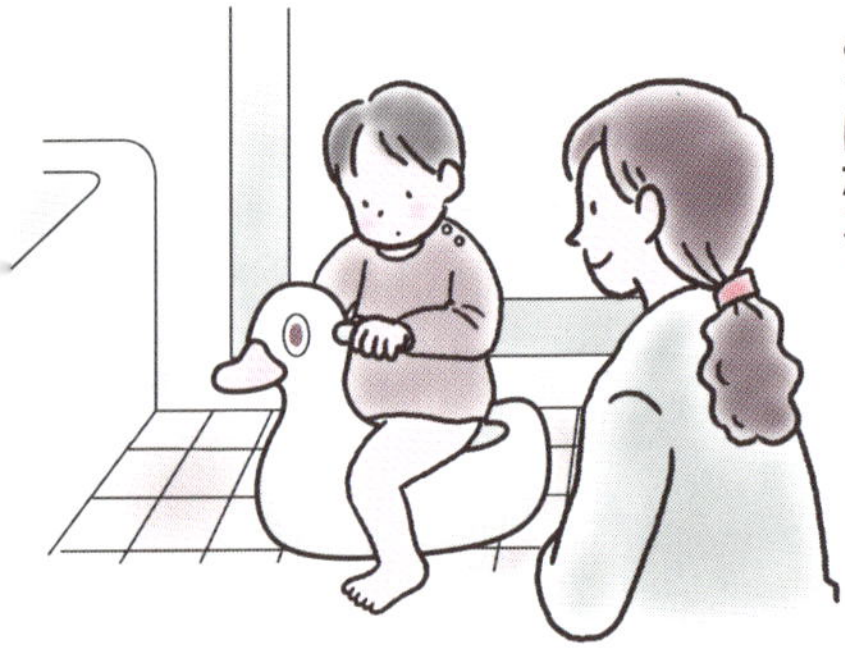

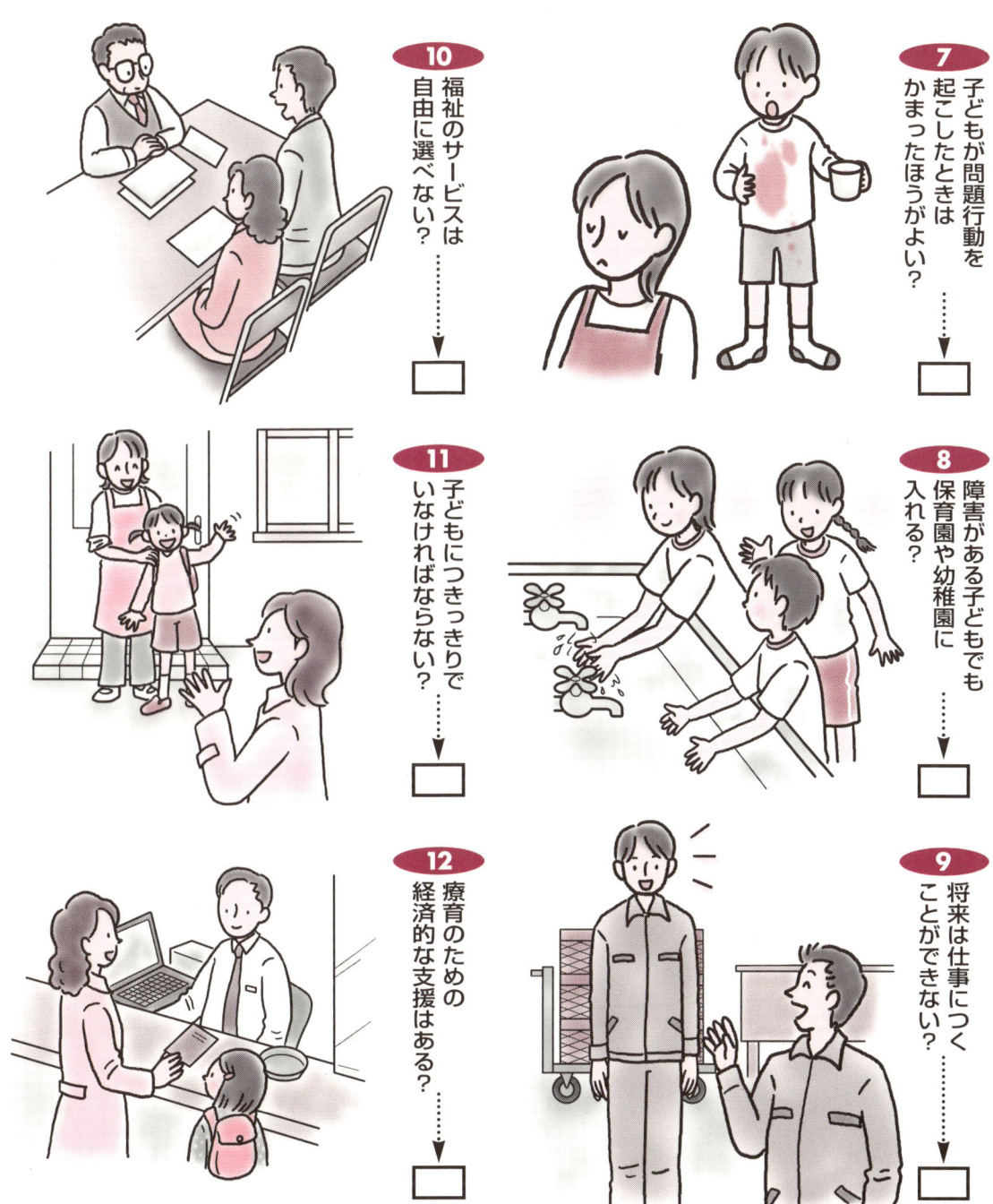

7

子どもが問題行動を起こしたときはかまったほうがよい？

8

障害がある子どもでも保育園や幼稚園に入れる？

9

将来は仕事につくことができない？

10

福祉のサービスは自由に選べない？

11

子どもにつきっきりでいなければならない？

12

療育のための経済的な支援はある？

←判定は次ページ

正解と解説

1 ×

知的障害には、読み書き・計算などの知的能力の発達が遅れているだけではなく、社会生活に適応する能力の発達も遅れていることが含まれます。→P12

2 ○

知的障害の原因のほとんどは、生まれる前に発生します。原因の多くは遺伝子の突然変異であり、生まれたあとに知的障害になることはあまりありません。→P16

3 ×

脳性マヒに知的障害が伴うことは多いですが、必ずしも一緒になるわけではありません。脳性マヒの症状は、主に運動に障害が起こることです。→P20

4 ×

知的障害が原因となる障害の内容は、子どもによってそれぞれ違います。何ができなくて、何ができるのかを見極めて教育していく必要があります。→P48

5 ×

知的障害がある子どももほめられればうれしいと感じます。子どもがまたほめられたいと感じることで、日常生活のマナーを覚えることができるのです。→P50

6 ○

すぐに身につくわけではありませんが、一度覚えてしまえば、正しくできるようになります。何度もくり返し教えることが大切です。→P56

7 ×

問題行動にかまうと、その行動を増長させてしまいます。問題行動を起こすときは、親の気を引こうとしているので無視をするのもひとつの方法です。→P58

8 ○

保育園や幼稚園では統合保育を実践しているので、他の子と一緒に学ぶことができます。できるだけ他の子たちと学びあえる環境を整えるようにしましょう。→P64

9 ×

仕事につくことはできます。一般企業や施設などで働いている人はたくさんいます。就労相談をして、その人にあった仕事をみつけることになります。→P70

10 ×

障害者自立支援法の施行により、福祉サービスの利用者が自分でサービスを選べるようになりました。自分の生活スタイルにあわせた利用が可能です。→P76

11 ×

障害のある子がいるからといって、親が息抜きもできないということはありません。上手に福祉サービスを利用して、自分の生活も維持していきましょう。→P78

12 ○

子どもの療育にかかる費用は大きな出費になります。こうした出費を考慮して、医療給付や税金の減額などの経済支援がおこなわれています。→P80

1

知的障害への理解を深める

知的障害がある子どもとむきあうためには、
その障害の正しい知識をもつ必要があります。
どのような特徴があって、何に気をつければよいのかを
学んでいきましょう。

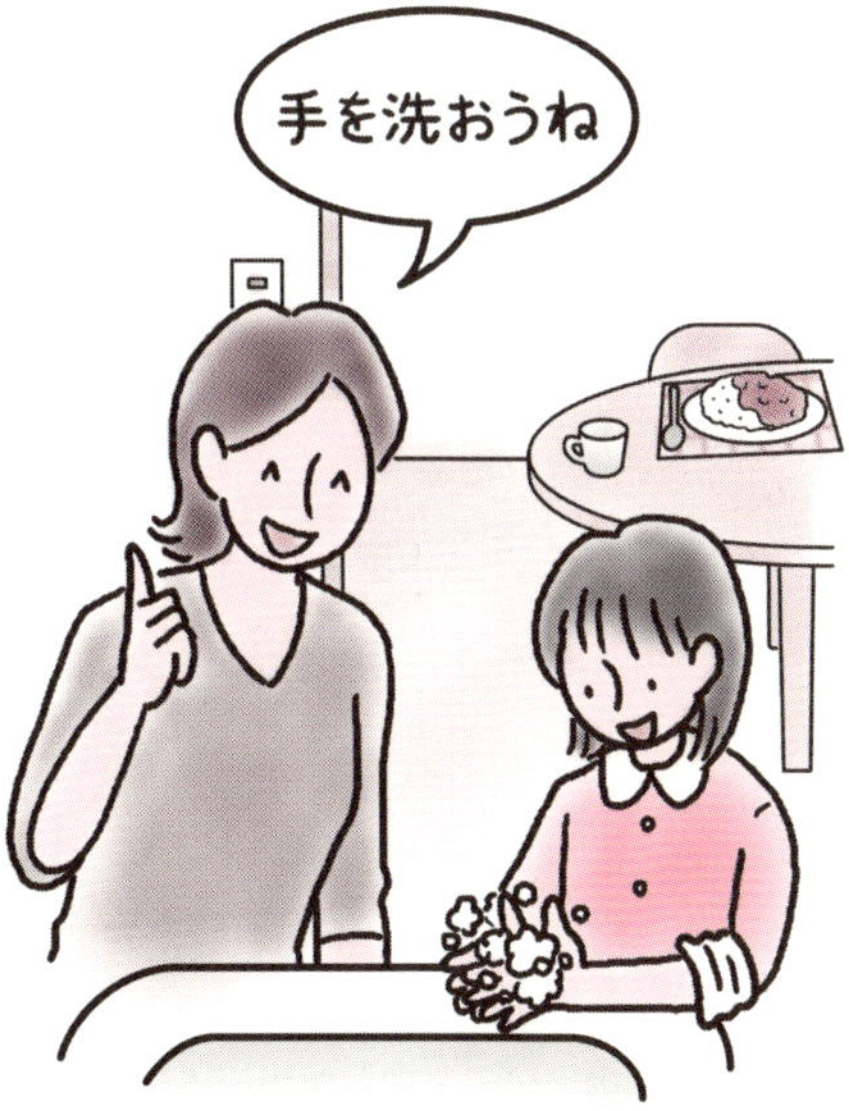

知能の発達

勉強ができるかどうかだけが「知能」ではない

成長とともに発達する知能。そもそも知能とは何でしょうか。「知能＝学習能力」というイメージがありますが、実は、知能とは人が自立して生きていくために必要な能力をいうのです。

子どもの発達の目安

子どもは、遺伝的な要素と環境の影響をうけながら成長していきます。知能の発達は、言語や運動能力と関連しながら進んでいきます。子どもの心の発達の、大まかな流れをみてみましょう。

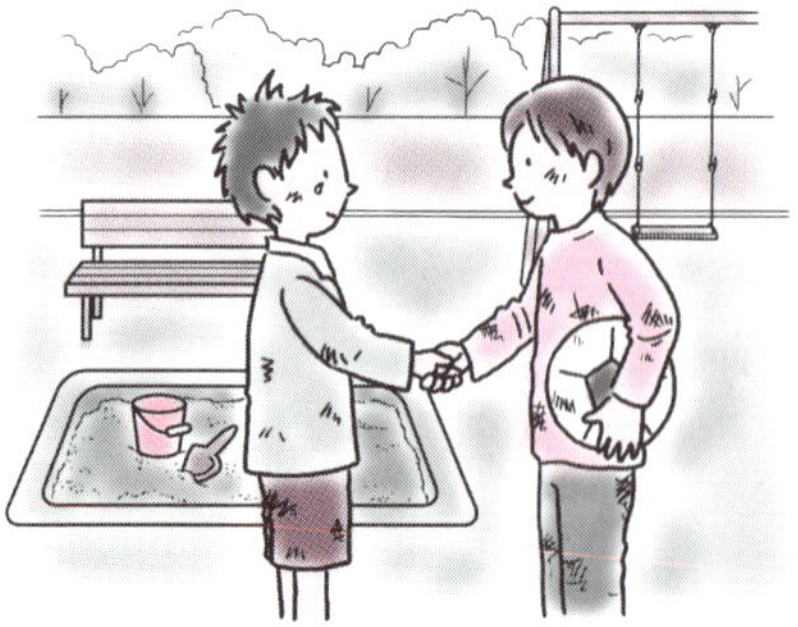

もめごとを自分たちで解決できるようになる

出生

0～10ヵ月

外界への関心

周囲に関心をもち、目の前のものに手を伸ばすようになる。「バー、マー」などの喃語《なんご》を発するようになる

10ヵ月～2歳

行動力がつく

歩くことを覚え、行動範囲が広がる。食事や着替え、歯磨きなども自分でやろうとするようになる

3、4歳

他者を認識する

なぜ、何、という質問が多くなる。自己と他者を認識できるようになる。ことばも増え、自分の思いをことばで伝えようとする

5、6歳

自立心の芽生え

自分の力でなんでもするようになり、集団生活もできるようになる。運動能力も発達し、自由に体を動かせるようになる

社会生活に適応できる力が身につく

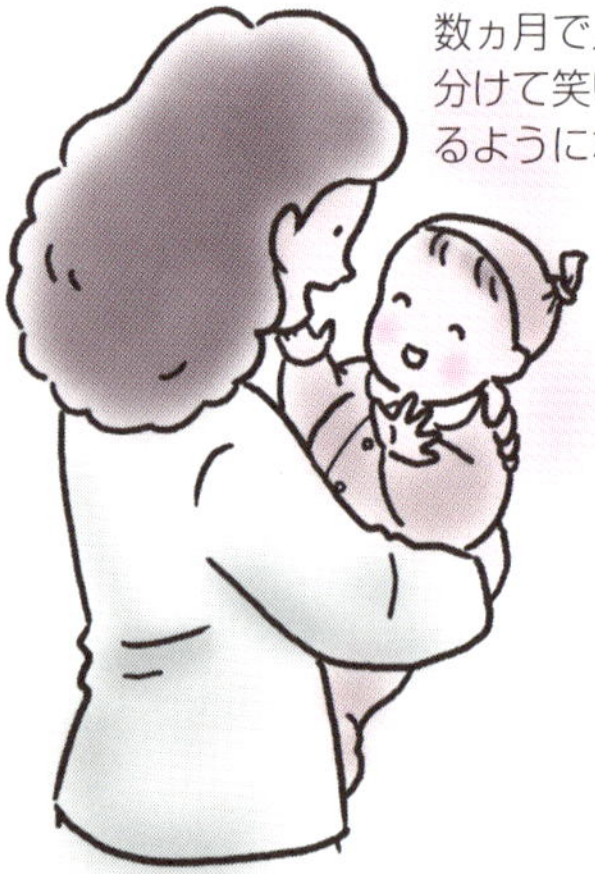

子どもは、生後数ヵ月で人を見分けて笑いかけるようになる

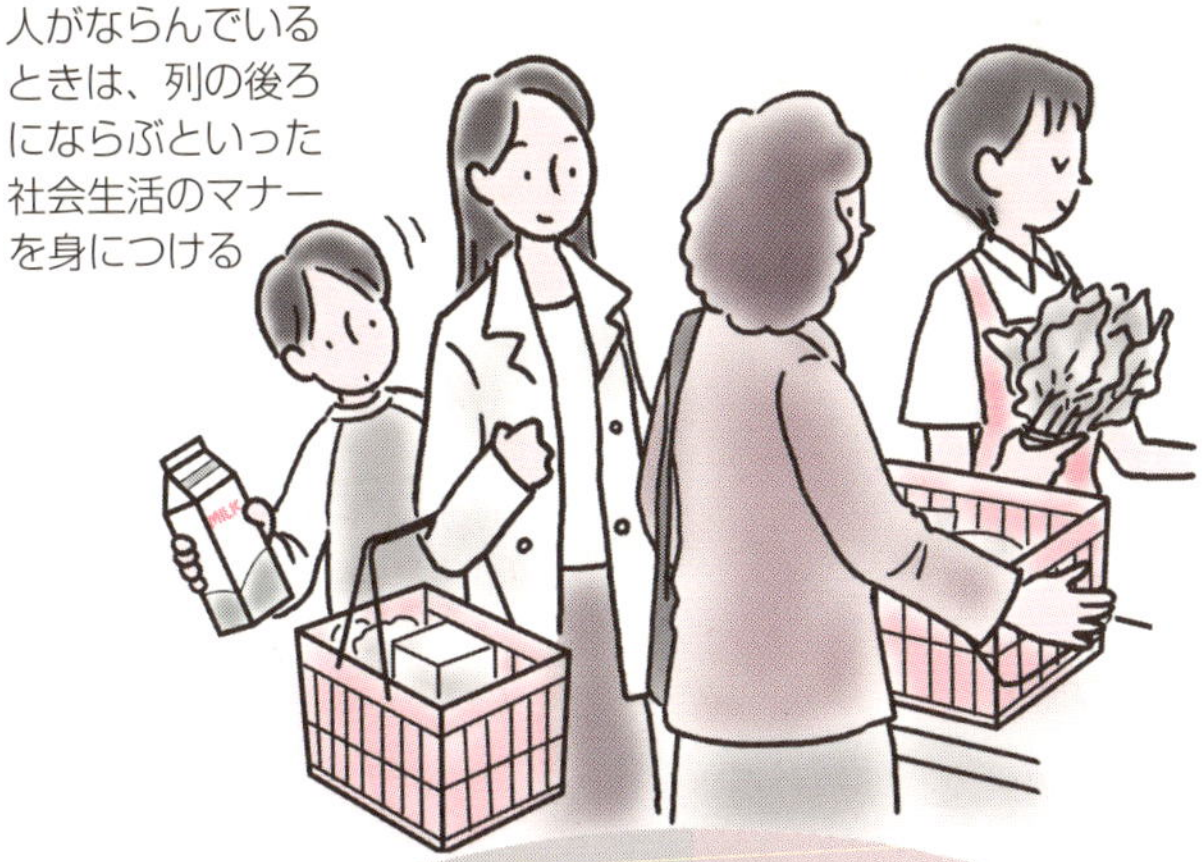
人がならんでいるときは、列の後ろにならぶといった社会生活のマナーを身につける

社会生活にかかわる知能の働き

知能には2つの側面があります。物事を理解し、考え、判断する知的能力と、学校や社会で生活するときに必要になる適応能力の2つです。

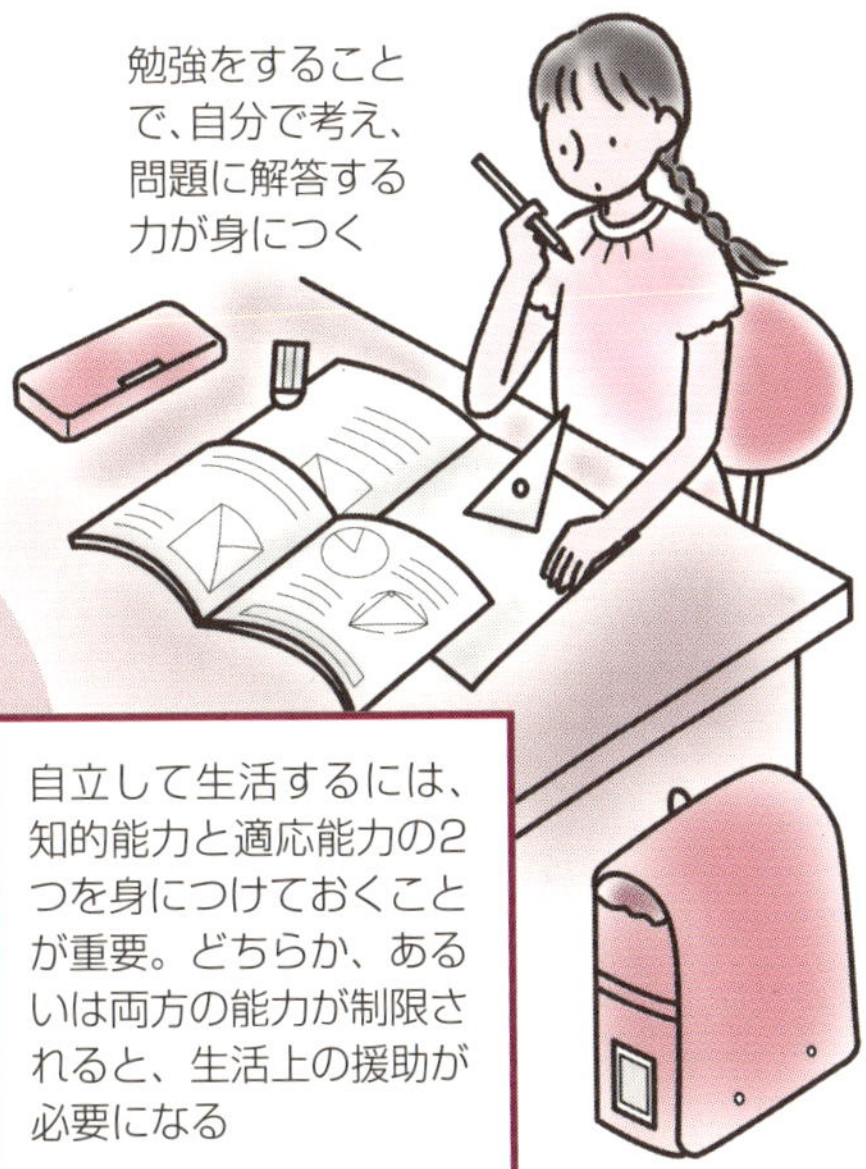
勉強をすることで、自分で考え、問題に解答する力が身につく

知能

適応能力

集団のルールを守る、集団の中で自分の役割を担当する、人と円滑な関係を築くなど、集団生活の中で発揮される能力です。社会生活には不可欠な能力です。

知的能力

読み書き・計算だけでなく、予想や計画を立てる、論理的に考える、自分の考えをまとめるといった、思考する力など、知的な活動のために必要な能力です。

自立して生活するには、知的能力と適応能力の2つを身につけておくことが重要。どちらか、あるいは両方の能力が制限されると、生活上の援助が必要になる

子どもたちは一歩一歩着実に成長する

乳幼児期の子どもは、一生の中で、急激に成長をとげる時期です。しかし、急激に成長するといっても一気に成長するわけではありません。周囲の環境から刺激をうけながら、一歩一歩着実に成長していきます。

その過程で、社会で自立して生きていくために必要な能力を獲得していきます。

知能は生活のあらゆる場面で機能する

知能とは、ただ読み書きや計算をする能力だけをいうのではありません。

身の安全や衛生を守るなど、基本的な生活を送るための力を含みます。物事を理解、判断して、よりよい選択をしたり、学校や社会のルールを守って、人と円滑な関係を築いたりするなど、生活のあらゆる場面で、知能が働いているのです。

知的障害とは

三つの基準で知的障害を判断する

知的障害とは、ただ知能の発達が遅れているという意味ではありません。発達の遅れで、生活が困難になっている状態をいいます。知的障害の詳しい定義を知っておきましょう。

知的障害の定義

知的障害とは、生活にかかわる能力が制限されていることをいいます。いくつかの基準によって定義されています。ここでは、DSM-Ⅳの定義を紹介します。

基準①

知的能力が低いこと

個別に実施した知能検査で、IQが平均よりあきらかに低いこと。具体的には、IQの値が70またはそれ以下とされます。数値に幅をもたせているのは、知能検査に誤差があるためです。ただし、IQが低いというだけでは、知的障害とはいえません。他の2つの基準をみたす必要があります。

※IQ（知能指数）とは、知能の発達の程度を表す数値

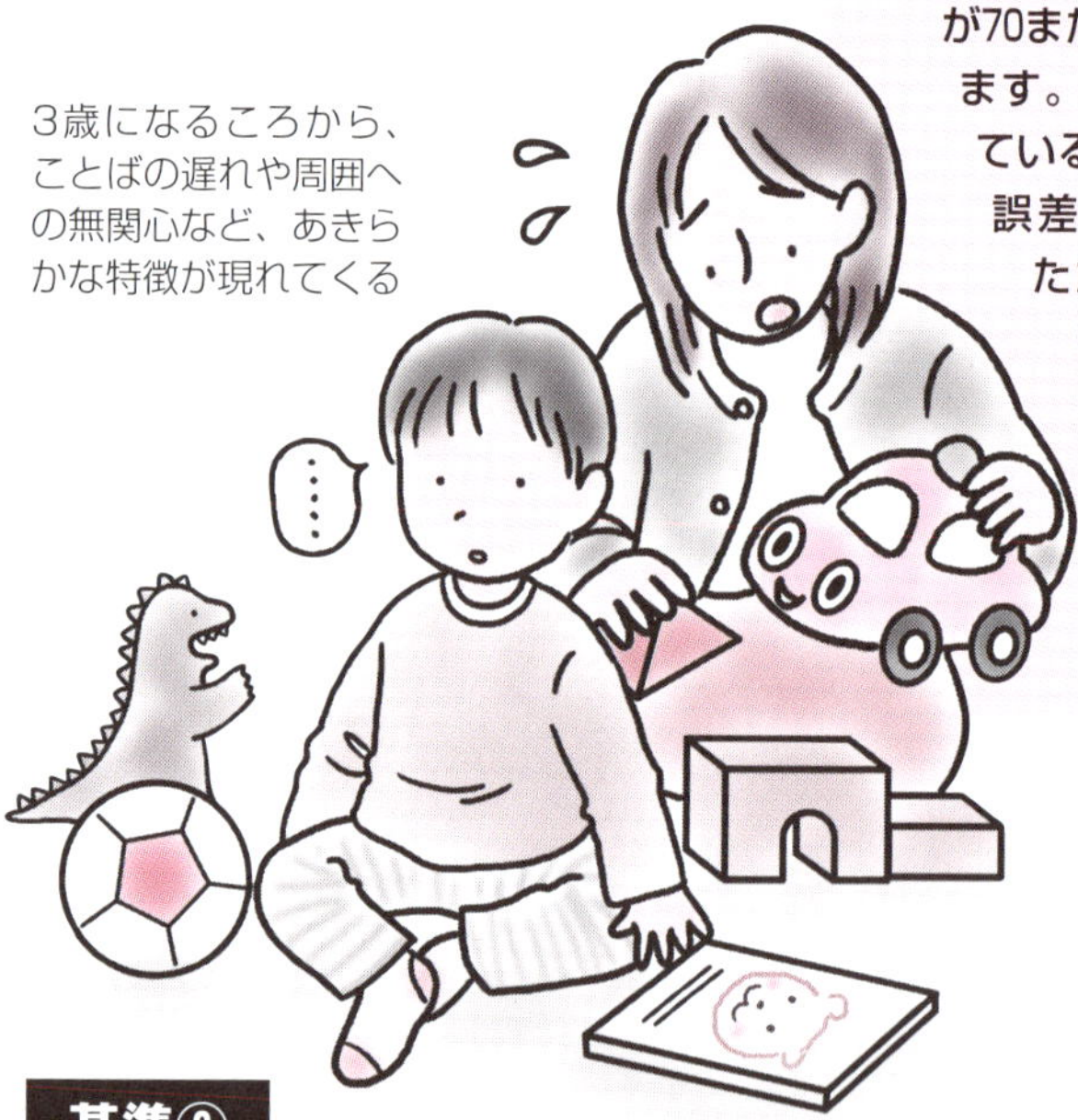

3歳になるころから、ことばの遅れや周囲への無関心など、あきらかな特徴が現れてくる

基準②

適応能力が低いこと

社会生活にかかわる能力が、同年齢の他の子どもにくらべて、あきらかに低いことが条件になります。具体的には、意思伝達、自己管理、家庭生活、社会的／対人的技能、地域社会資源の利用、自律性、発揮される学習能力、仕事、余暇、健康、安全などのうち、2つ以上の能力に障害がある場合をいいます。

基準③

発達期に現れていること

知的障害と定義されるのは、何が原因で知的障害になったかは関係なく、発達期（18歳まで）に発症していることが条件になります。そのため、たとえ発達期をすぎてから知能や適応能力が低下しても、それは知的障害とはみなされません。

知的障害にはいくつか定義がある

知的障害には、国際的に統一された定義はなく、いくつかの機関が独自に診断基準をだしています。アメリカ精神医学会がだしているＤＳＭ-Ⅳと、ＷＨＯ（世界保健機関）がだしているＩＣＤ-10などがあります。

こうした基準にはそれぞれ違いがあります。しかしどの基準も、知的能力の低下だけではなく、社会生活での不自由さという面を重視している点で共通しています。

ＩＱの数値はひとつの基準

知的障害はＩＱ（知能指数）で分類できますが、ＩＱだけが重視されるわけではありません。適応能力の制限にも注目します。ＩＱが七〇以下でも、適応能力があれば知的障害ではありません。

ＩＱはひとつの指標にすぎず、他の基準と総合的に考慮されてはじめて知的障害と判断されます。

知的障害はIQで分類できる

知的障害の重症度は、ＩＱの値によって、左のような4つの段階に分けられます。

同じ重症度の中でも、個人差はありますが、知的能力が低いほど、重症度が高くなります。

最重度（IQ20未満）

多くの場合、快・不快を表す程度で、ことばを覚えることはほとんどできません。つねに保護が必要ですが、適切な訓練によってわずかな改善がみられます。

重度（IQ20～34）

幼児期では、ほとんど会話をすることはできません。学童期には会話や食事、排泄など、基本的な生活習慣や自己管理をする能力を身につけることができます。

中等度（IQ35～49）

幼児期はことばの遅れはありますが、コミュニケーション能力を獲得していきます。適切な訓練によって、学業では小学2年生程度まで到達できます。環境しだいで、仕事もできるようになります。

軽度（IQ50～69）

ことばや抽象的な内容の理解に遅れがみられますが､身のまわりのことはほとんどひとりでできます。学業の面でも考える力を身につけられます。高度な技術が必要なければ、いろいろな仕事もできます。

症状が軽いほど、子どもの数が多い

知的障害がある人のうち、軽度が過半数をしめている。中等度、重度、最重度とじょじょに数は減っていく

判断が難しい領域

軽度から中等度の障害では、ある程度成長するまで、適応能力の面で遅れがあまり目立ちません。この場合IQが大きな判断材料になります。

感覚

知的障害がある子どもは時間や数量の理解が苦手

知的能力や適応能力が低いということは、どんな不自由さの中で生きることなのでしょうか。知的障害のある子どもたちの考え方を理解することが求められます。

自分の周囲にあるものを認識している

知的障害のある子どもは、「今、目の前にあるもの」を基本にして、物事を認識しています。

目にみえないものや、抽象的な概念を理解することは苦手です。たとえば、彼らにとって服といえば、自分が今、着ている服になります。他の人が着ている服を、同じ「服」という概念で考えることは難しいのです。

経験することで世界を広げられる

知的障害のある子どもが、認識できる世界を広げていくには、経験することが重要です。

自分が経験したことの中でなら、

知的障害がある子どもの考え方

自分の近くにないものを推測したり、抽象的なことを理解したりするのは苦手。そのため、頭の中だけであれこれ考えることが困難になります。

空間

「今、自分がいる場所」を基準に、他のものとの位置関係を理解します。中等度の子どもは、自分とものとの関係だけでなく、ものとものとの位置関係も理解することができます。軽度であれば、理解できる空間の範囲が広くなっていきます。

場所を移動する場合は、経験に基づいて、身近なものを目印として行動している。状況がたえず変化するような場所では、移動することが困難になる

認識できる空間の範囲

今いる場所のみ
重度、最重度の子どもが理解できるのは、自分が今いる空間だけになります。

何度か行った場所を含む
中等度の子どもは、自分が今いる場所を含め、行ったことがある場所も認識できます。

行ったことがない場所
軽度の子どもは、自分が行ったことのない場所でも、それが存在しているということを理解できます。

時間

重度、最重度の子どもは、現在を認識することはできても、昨日と明日はわかりません。時間ではなく、習慣と決まった順序にしたがって行動します。中等度、軽度の子どもは、過去や未来を理解できるようになりますが、時間の長さや何時間後は何時になるという計算などには、とまどってしまいます。

軽度の子どもは、時計をみてご飯を食べる時間などが理解できる

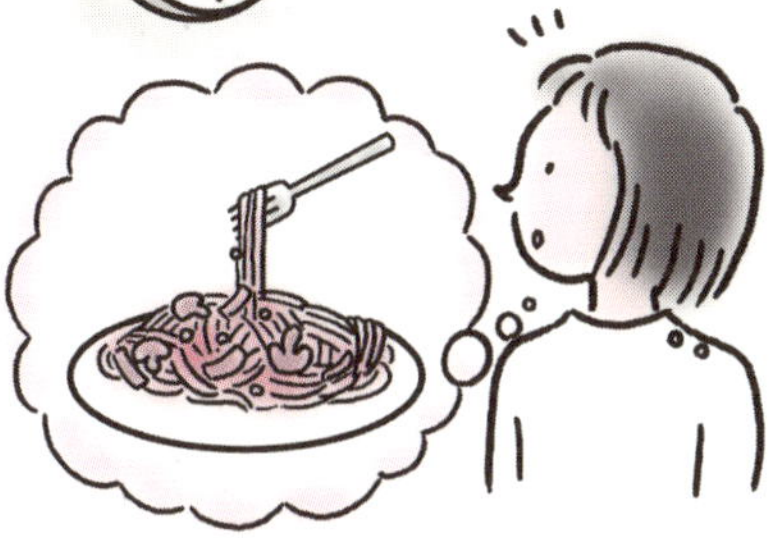

性質

重度、最重度の子どもは、ものの性質を抽象的に考えることができません。中等度の子どもは、自分の経験を通して、その色や形、用途などの違いを抽象的に理解できます。軽度の子どもは、経験していないものでも、その性質を理解することができます。

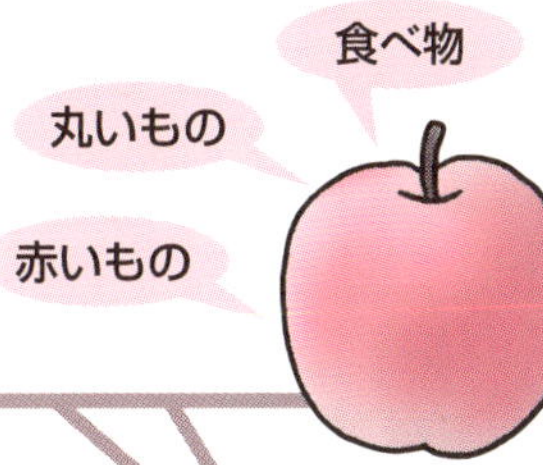

自分で食べたり、「丸い」ことを理解したりしていれば、その性質を抽象的に考えられる

数量

重度の子どもでも、目の前にあるものをみて、どちらが多いか少ないかを区別することはできます。中等度、軽度であれば数について認識できるようになり、訓練によっては、たし算やひき算などの簡単な計算もできるようになります。「1」が、ひとつのものを指すということも理解できるようになります。

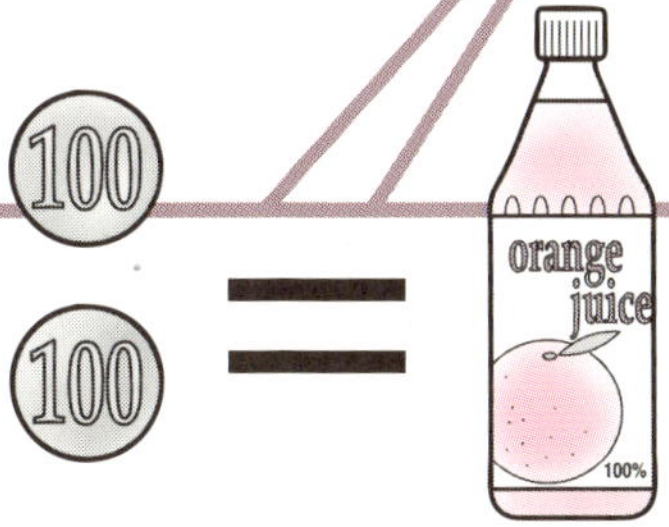

100円が2枚　ペットボトル飲料

お金の認識の仕方

中等度、軽度の子どもは、100円玉2枚で、飲み物が買えると経験で理解している。ただし、おつりがいくらになるかなど細かいことは理解できない

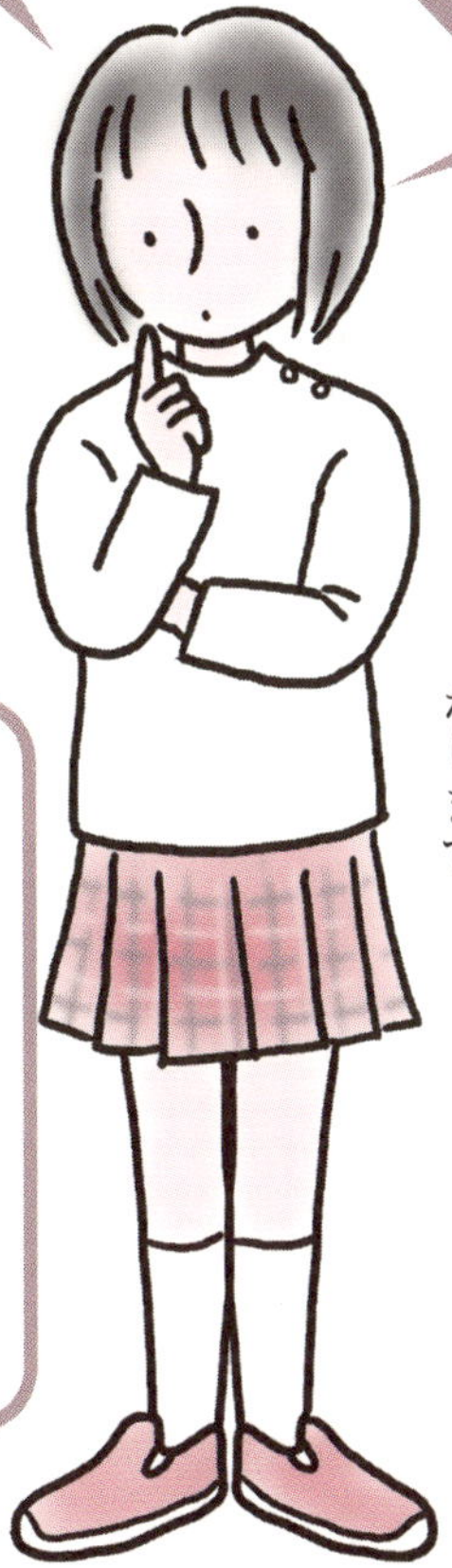

経験をもとに物事を理解し、性質を概念化することもできるようになります。

原因①

原因の約八割が出生前に発生している

医学の進歩により、知的障害の原因解明はずいぶん進んできました。原因の分類には、さまざまな方法がありますが、ここでは原因の発生時期別に分類してみましょう。

知的障害の原因は発生時期によってさまざま

知的障害には、原因を特定できないものも含め、さまざまな原因があります。知的障害を起こす原因がいつ起こったのか、出生前、周産期、出生後の3つに分けて整理してみます。

出生前の原因

知的障害の約8割は、子どもが生まれてくる前に起こります。
生まれもっている内的原因と外からの影響による外的原因に分かれます。

内的原因

遺伝子や染色体の異常など、子どもが先天的にもつ原因もあります。先天性代謝異常やダウン症候群などがよく知られています。

また、多因子性疾患といって、複数の遺伝子と環境要因が複雑に関係して起こるものもあります。

■主な原因　遺伝子異常／染色体異常／多因子性疾患

子ども自身がもつ遺伝子や染色体の異変は、知的障害を伴うものが多い

外的原因

体の重要な器官がつくられる時期に母体を通じて、感染症、有機水銀などの毒物、アルコール、大量の放射線などが影響すると、知的障害を起こす危険があります。

また、母体の代謝異常が原因で、胎児の栄養が悪化し、脳の発育が妨げられる場合もあります。

■主な原因　母体の代謝異常／感染症／薬物

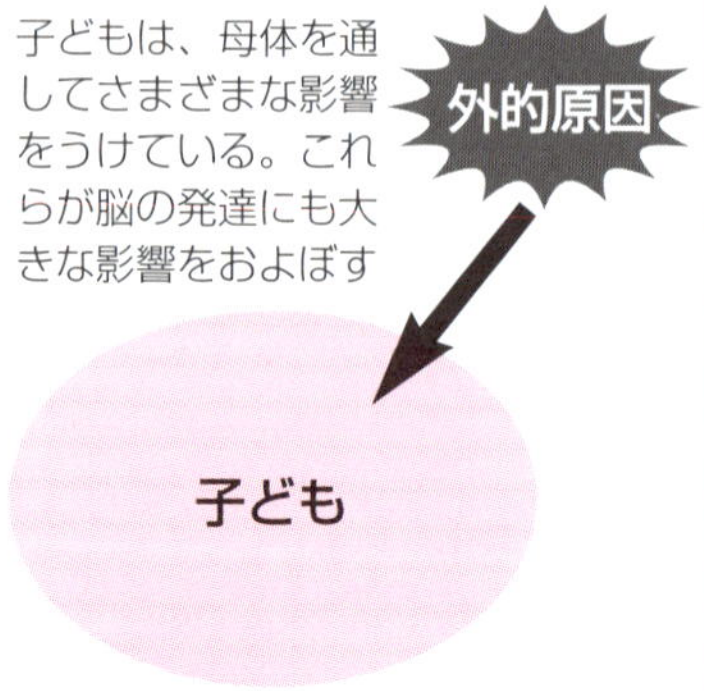

子どもは、母体を通してさまざまな影響をうけている。これらが脳の発達にも大きな影響をおよぼす

母体内

医療技術の発達で原因の解明が進んでいる

知的障害は、原因不明のものが多くをしめていました。しかし、近年の医学の進歩によって、原因疾患が解明されるようになってきました。

知的障害が起こる原因を、一部ではありますが、予防することも可能になっています。その背景には、妊娠から出産、新生児期まで一貫して母子をささえる周産期医療の整備があります。母体の異常や感染症などに、はやいうちから対処できるようになりました。先天性代謝異常がある赤ちゃんに対しても、早期に対応することで、知的障害を防ぐ手立てがとられるようになりました。

出生後の原因

無事に出産が終わり、順調に成長していた場合でも、感染症やけがなどをきっかけに、知的障害を起こすことがあります。

感染症

感染症対策が十分ではなかったころは、日本脳炎や結核性髄膜炎《ずいまくえん》、ポリオ、麻疹、百日咳などによる脳炎が知的障害の原因になっていました。

頭部の外傷

交通事故などによる頭部のけがが原因になることがあります。頭を打ったときに意識を失ったような場合は、注意が必要です。

環境的原因

脳が発達する乳幼児期に、不適切な養育環境や虐待があると、脳の発達が遅れることがあります。

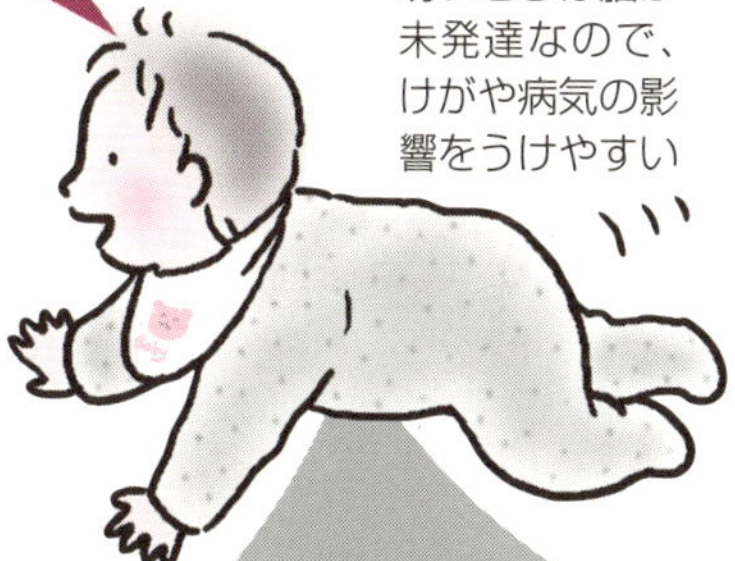

幼いころは脳が未発達なので、けがや病気の影響をうけやすい

周産期の原因

出産の前後に知的障害を起こす主な原因には、出産時の事故や子宮内障害などがあります。

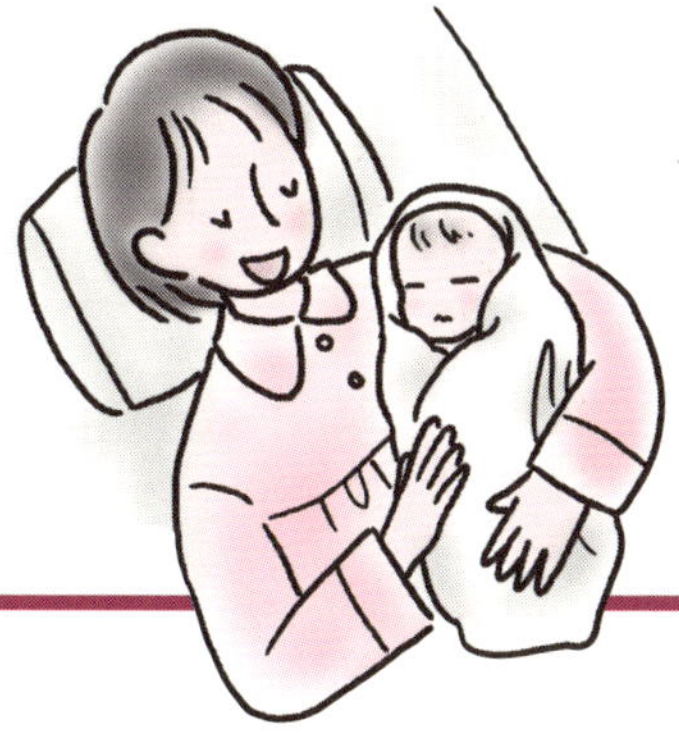

出産時の原因は、医療体制の進歩とともに少なくなってきている

出産トラブルで頭《ず》蓋内《がいない》出血が起こりえます。また母体の循環障害やへその緒のねじれで、子どもの脳に酸素がいかなくなる場合もあります。こうした脳への傷害が知的障害の原因になります。

未熟児は、呼吸や循環の働きが不完全で感染症にかかりやすいため、知的障害を起こす可能性が高くなります。

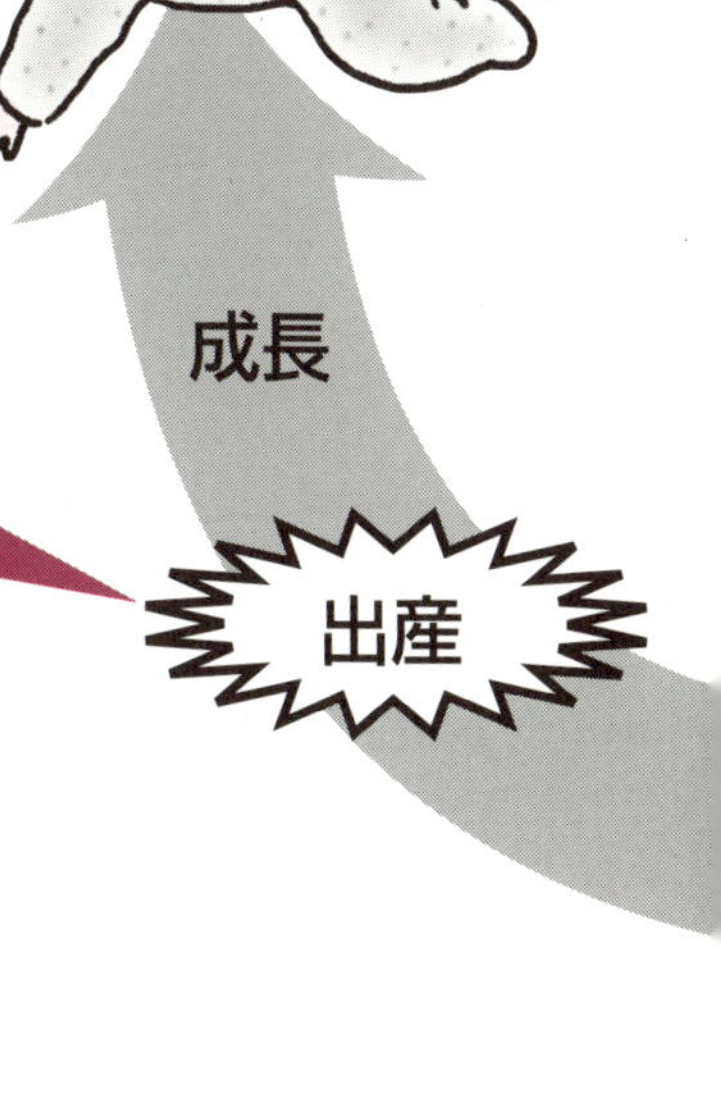

原因②

遺伝子的な原因で起こる知的障害

知的障害の原因の中には、遺伝子的な原因が多くみられます。「遺伝子的な」というと「親から子に遺伝するもの」と誤解されがちですが、実際にはどんなものなのでしょうか。

染色体や遺伝子に障害が起こっている

遺伝子医療の進歩によって、さまざまな病気に関係する遺伝子が解明されてきました。知的障害の原因となる遺伝子や染色体の異変も、数多く発見されています。

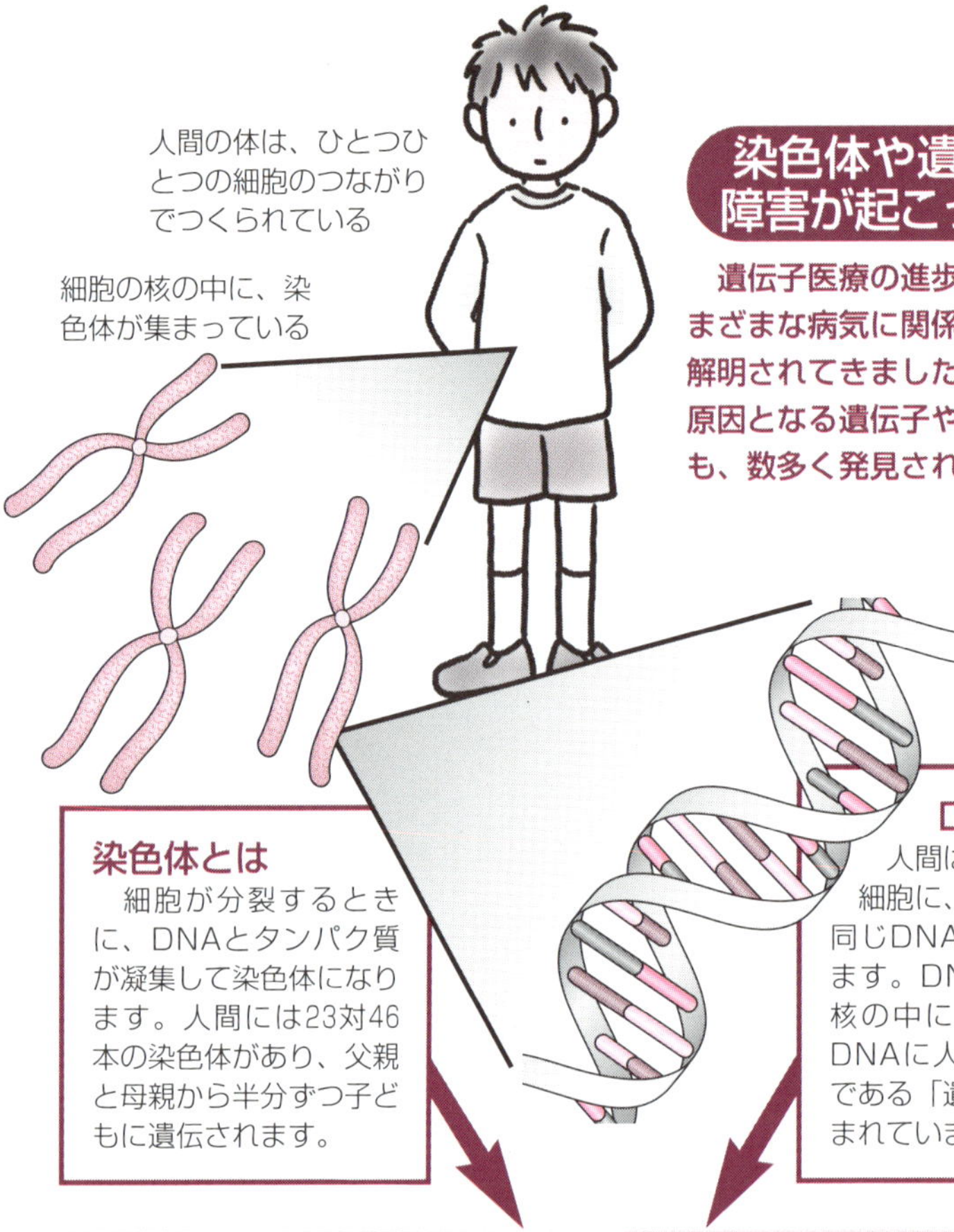

人間の体は、ひとつひとつの細胞のつながりでつくられている
細胞の核の中に、染色体が集まっている
DNAは二重らせん状の形をしている

染色体とは

細胞が分裂するときに、DNAとタンパク質が凝集して染色体になります。人間には23対46本の染色体があり、父親と母親から半分ずつ子どもに遺伝されます。

DNAとは

人間は、すべての細胞に、原則として同じDNAをもっています。DNAは細胞の核の中にあり、そのDNAに人体の設計図である「遺伝子」が含まれています。

染色体に起こる異変

染色体は、細胞分裂のときに異変が起こることがあります。

本来なら半分ずつきれいに分かれますが、半分に分裂せず、染色体の数が1本多くなったり、少なくなったりします。また、染色体の一部が、欠けたり入れかわったりする場合もあります。

多くの遺伝子を乗せている染色体に異変が起こると、体にもいろいろな影響を与え、障害も重くなりやすくなります。

遺伝子に起こる異変

DNAの一部である遺伝子は、4つの塩基配列の組み合わせによって、遺伝情報を表しています。この塩基配列の並びがひとつ違うだけで、本来つくられるべき物質がつくられず、代謝異常などを起こすことになります。

知的障害の原因には、ひとつの遺伝子に異変が起こった単一遺伝子疾患や、いくつかの遺伝子の異変と環境要因とが関係して起こる多因子性疾患があります。

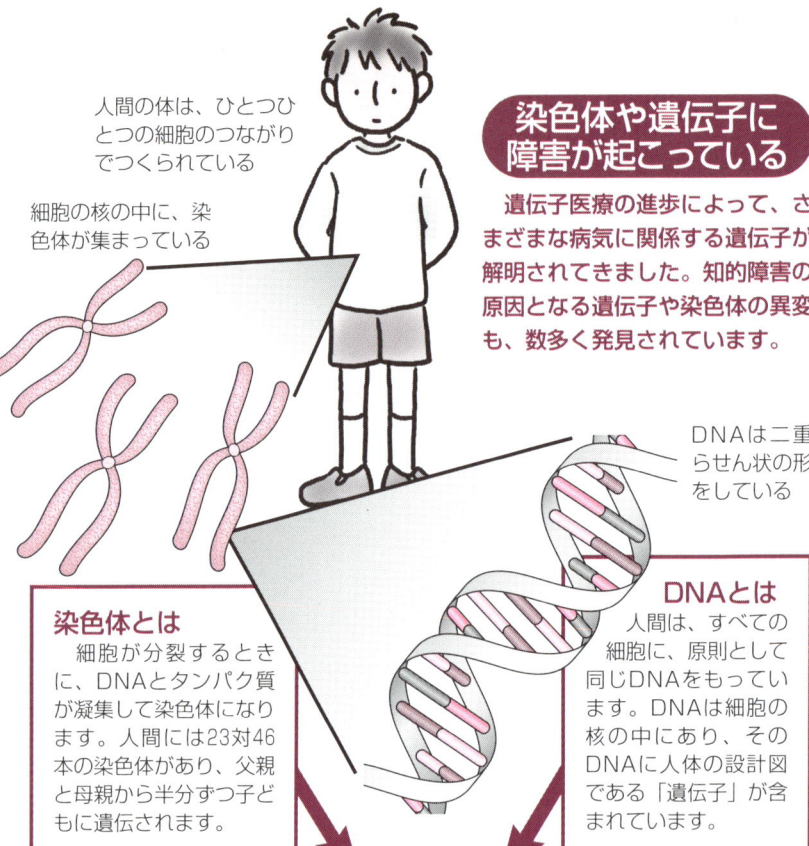

知的障害を招く主な遺伝子的症例

ダウン症候群

ダウン症候群にはいろいろなタイプがありますが、最も多いものは、21番染色体が通常より1本多い21トリソミーといわれるものです。知的障害の程度は中等度で、先天性心疾患を伴うこともあります。日本では600〜1000人に1人の割合で発症するといわれています。

脆弱X症候群

X染色体の異変によるもので、男子だけに起こります。中等度以上の知的障害があり、子どものころには自閉傾向を伴います。顔は長くて、眉と下顎が突出し、耳が大きいという特徴があります。男児1000人に1人くらいの割合で発症します。

小さな遺伝子が大きな影響力をもつ

遺伝子は約10万個あり、それぞれ人体の設計図として、重要な意味をもっています。この遺伝子や、遺伝子の集まりである染色体に異変が起こると、その遺伝子と関係が深い体の部分に影響がおよびます。

遺伝子的な原因による特徴

身体的特徴

原因となる遺伝子的な疾患によって、顔つきや頭の大きさ、手足の形などに、独特な特徴が現れます。たとえば、ダウン症候群の子どもなら両目の間隔が離れ、目尻が吊りあがるという独特の風貌をしています。

代謝異常

脂肪やアミノ酸、糖質などの代謝にかかわる遺伝子の異変は、代謝異常を招きます。アミノ酸代謝異常のフェニールケトン尿症が代表的なものです。

発達障害

自閉症などの広汎性発達障害やAD/HDなどの発達障害にも、遺伝子的な原因が関係していると考えられています。

奇形

唇が生まれつき裂けていたり、内臓、性器といった部分に奇形が現れたりすることがあります。

遺伝子的な原因で起こる知的障害は、外見に特徴が現れやすい

だれにでも起こりうる遺伝子の異変

ひと口に遺伝性疾患といっても、遺伝子の塩基配列の異変から、遺伝子が集まっている染色体の異変までさまざまです。

こうした遺伝性疾患はたくさん発見されていますが、決して特殊なものではありません。

私たちの体には、約六〇兆個の細胞があり、そのひとつひとつに約一〇万個の遺伝情報をもつ遺伝子があります。この膨大な数の遺伝子に異変が生じるということは、だれにでも起こりえます。

親から子へ遺伝することはまれ

遺伝性疾患の中には、親から子に遺伝するものもまれにあります。しかし、ほとんどは正常な遺伝子が突然変異を起こすのが原因です。

つまり、遺伝性疾患がある子の大多数は、障害のない親から生まれているのです。

合併症

知的障害にかかわる脳の障害・発達障害

知的障害は、脳性マヒやてんかん、自閉症などの発達障害と、一緒に起こることがあります。原因は脳の障害にあるといわれます。

脳の障害も原因のひとつ

脳性マヒやてんかん、知的障害は、いずれも脳の障害が原因で起こります。障害の範囲や程度によって、身体的障害を起こす脳性マヒ、けいれんをくり返すてんかん、また知的障害になります。

これらの障害は重複することもあります。

脳性マヒは知的障害を伴いやすい。てんかんもあわせた3つすべてを合併する場合もある

脳性マヒ

脳性マヒは、出生前か出生後すぐにうけた脳への損傷が原因で、運動に障害が起こります。

知的障害を伴う割合が比較的多くみられます。障害の範囲は、両手足がマヒする人もいれば、一方の手だけマヒする人もいます。また、マヒの仕方も、人によってさまざまです。

知的障害

てんかん

てんかんとは、慢性的な脳の病気で、神経細胞の過剰な放電によって発作をくり返すものです。

てんかんには、良性のものから難治性のものまであります。このうちウエスト症候群やレンノックス・ガストー症候群といわれる難治性のてんかんは、知的障害を伴いやすいものです。

脳性マヒへの対処

対応 脳性マヒは、視力障害や聴力障害、言語障害など、多くの症状を伴うことがあります。それらの症状の種類や程度、子どもの年齢を考えて、子どもに自立性をもたせるように療育していくことが大切です。

治療 生後6ヵ月くらいまでに診断し、適切な訓練を開始しましょう。姿勢を保つ、関節を動かしてやわらかくするなど、身体的機能を改善するための処置を中心におこないます。

てんかんへの対処

対応 発作は突然に起こることが多く、転倒した際に、けがをしないように注意する必要があります。頻繁に発作を起こす場合は、防護用の器具をつけるなど、対策が必要です。

治療 知的障害を伴うてんかんは、治りにくい傾向があります。治療の基本は、薬を長期的に服用しながら、発作をコントロールすることになります。発作がひどい場合には、外科的な手術をすることもあります。

てんかんについてくわしく知りたい方は、健康ライブラリー　イラスト版『子どもの危ないひきつけ・けいれん』（金澤治監修）をご覧ください

知的障害に伴う発達障害

発達障害とは、乳幼児期に発症し、脳や体の一部に障害があり、心身の発達に障害が起きている状態をいいます。

発達障害にはさまざまな障害が含まれており、合併していることも珍しくありません。

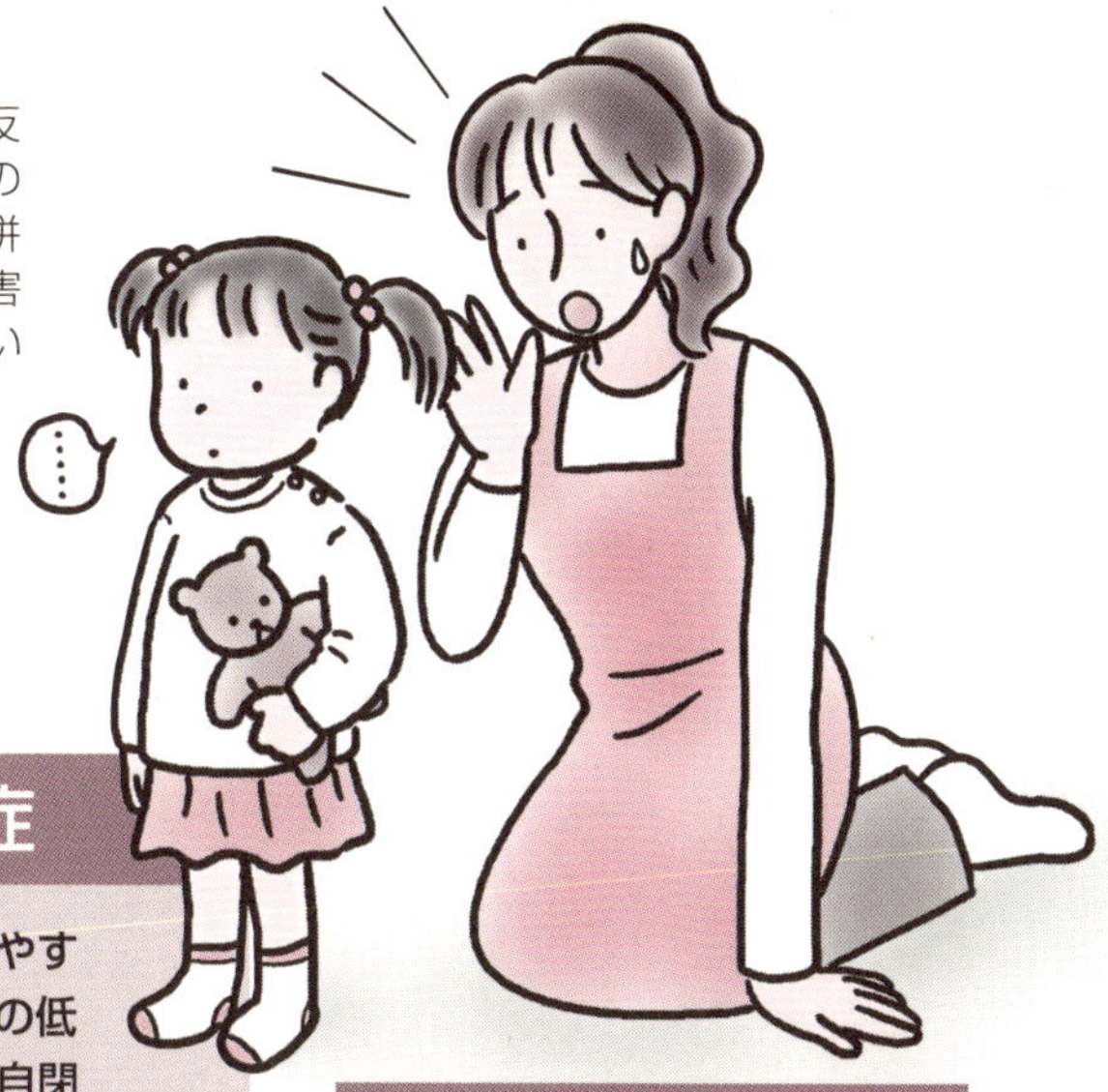

周囲のことに反応を示さないのは、自閉症を併発した知的障害の可能性が高い

AD/HD
（注意欠陥/多動性障害）

AD/HDは、脳の中枢神経の障害で、「不注意」「多動性」「衝動性」という行動の特徴が現れます。一般的に低年齢では多動が目立ちます。

知的障害とAD/HDは同時に起こりやすく、知的障害が軽度の場合にAD/HDと診断されます。特徴にあわせた教育だけでなく、薬物による補助もあります。

自閉症

知的障害を伴いやすく、約7割に知能の低下がみられるのが自閉症です。人とのコミュニケーションや社会性の発達に障害がでてきます。

こだわりなどの問題行動も多く、対応に注意が必要です。TEACCHプログラムなどで、子どもの認知能力や生活能力を向上させる療育がおこなわれます。

その他の障害

知的障害に合併する障害には、強迫性障害や気分障害、選択緘黙《かんもく》、統合失調症などもあります。

それぞれ対応の仕方が異なるので、専門家の診断と治療が必要になります。

脳性マヒ＝知的障害とは限らない

脳性マヒは、必ず知的障害を伴うというのは、大きな誤解です。脳性マヒの二〇〜二五パーセントの人は、身体的機能にのみ障害が現れ、知能は保たれています。

たとえ子どもにことばの遅れがあったとしても、その原因が、ことばを発するための運動機能に障害が起こったものか、理解や記憶などの知能そのものに関係しているのか、適切に見極めたうえで支援していかなければなりません。

はっきりと分類できない発達障害

自閉症やAD／HD、知的障害などの発達障害は、どれも関連しています。典型的な症例以外は、はっきりと分類できない場合があります。

知的障害と診断する場合は、他の発達障害の症状がないか、子どもの行動をよく観察する必要があります。

発達障害についてくわしく知りたい方は、健康ライブラリー　イラスト版『子どもの心の病気がわかる本』『AD/HDのすべてがわかる本』（ともに市川宏伸監修）、『自閉症のすべてがわかる本』（佐々木正美監修）をご覧ください

特徴①

ことばがなかなか覚えられない

ことばの発達は、子どもの知能の発達を知るうえで大きな手がかりになります。ことばの遅れがある場合、その背景には知的障害などの発達障害が隠れている可能性があります。

3歳になるころには、ことばに遅れが現れる

一般的に、子どもは1歳ごろに意味のあることばを覚え、2歳半〜3歳ごろには二語文を使えるようになり、人とコミュニケーションをはかれるようになります。3歳になってもことばがでてこない場合は、知的障害などが疑われます。

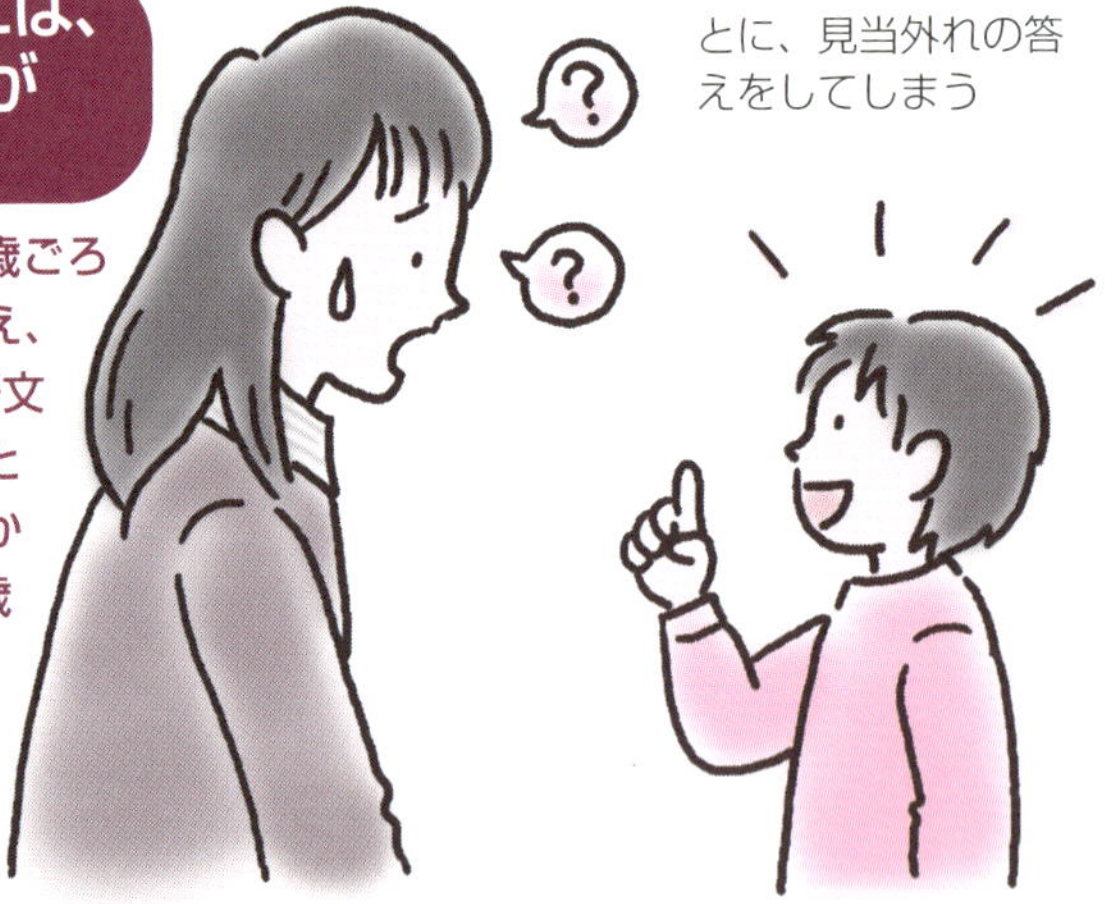

こっちが質問したことに、見当外れの答えをしてしまう

特徴

知的障害のある子どもは、ことばに特徴的な遅れが現れます。知的障害のある子どもにことばの遅れがみられるのは、物事を抽象化して考えられず、構音《こうおん》障害などもあるためといわれます。

注意点

①省略語が多い

ことばの語尾だけを残すといった、ことばの省略が目立ちます。「ぎゅうにゅう」を、「にゅう」と略していったりします。

②指示代名詞が多い

「これ」「あれ」など、指示代名詞を多く使い、「お母さん」「ワンワン」など具体的な名詞はあまりでてきません。

③助詞の間違いが多い

文章を組み立てるときに重要な、てにをはの使い方に間違いが目立ちます。「花が咲いた」を、「花に咲いた」などと間違えます。

④会話のすれ違い

自分勝手なことを話し、質問とはまったく違う返事をするなど、会話が成り立ちません。

⑤遠回りな表現が多い

まわりくどい表現が目立ちます。明確な表現ができないために起こると考えられます。

⑥構音障害がみられる

脳性マヒなどが原因で、舌や口の動きがスムーズではなくなるため、発音に障害がみられることがあります。

最初に気づく子どものことばの遅れ

知的障害がある子どもは、身体的な障害がない場合、他の子とほとんど同じように育ちます。ことばの遅れが、最初のサインになることも珍しくありません。

一歳半をすぎてもことばがでず、ことばの意味も理解していないという場合は、要注意です。

ことばを話さなくても、意味を理解しているようなら、あまり問題はありません。単に話し始めが遅いだけで、一般的に三歳になるころには急速にことばの数が増えていきます。

子どもにわかりやすい表現を心がける

軽度から中等度の知的障害がある子どもでも、基本的なことばを覚えることができます。

ことばの学習には、周囲の大人がわかりやすいことばで語りかけて、いろいろな経験ができるように工夫することが大切です。

対応

知的障害のある子どもにことばの遅れが目立つのは、ことばという概念を理解することが不十分なためといわれています。

そこで、視線や表情、動作、身振りなどを使いながら、経験のひとつひとつをことばとして、理解できるようにすることが必要です。

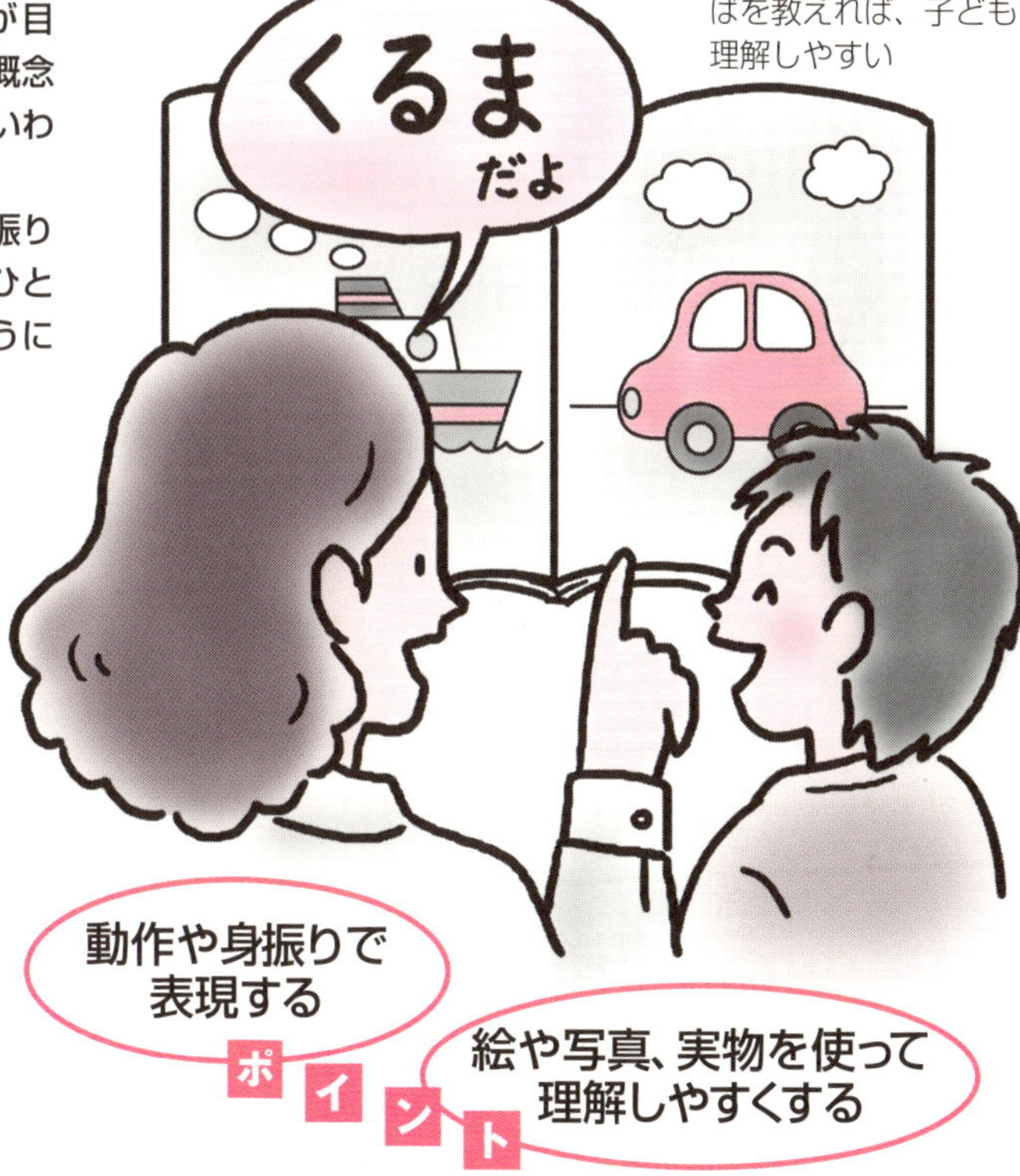

絵をゆびさしながらことばを教えれば、子どもも理解しやすい

動作や身振りで表現する

絵や写真、実物を使って理解しやすくする

ポイント

ことばの遅れについては、見極めが大切

ことばの遅れには、知的障害だけでなく、自閉症などの発達障害や聴覚障害のほか、単に個人差で遅れている場合もあります。

子どもがことばの意味を理解しているか、発音の仕方に特徴はあるかなどに注意して、原因をきちんと見極めましょう。

ことばの遅れについてくわしく知りたい方は、健康ライブラリー　イラスト版『ことばの遅れのすべてがわかる本』（中川信子監修）をご覧ください

特徴②

物事を記憶しておくことができない

知的障害のある子どもは、記憶力があまりよくありません。一度聞いただけでは、すぐに忘れてしまうことがあります。子どもの記憶の特徴を理解しておきましょう。

他の子より覚えるのが苦手であることを知ろう

生活の中で、記憶は重要な役割を果たしています。しかし、知的障害のある子どもは記憶が苦手なために、生活の中でさまざまな不自由さを抱えています。

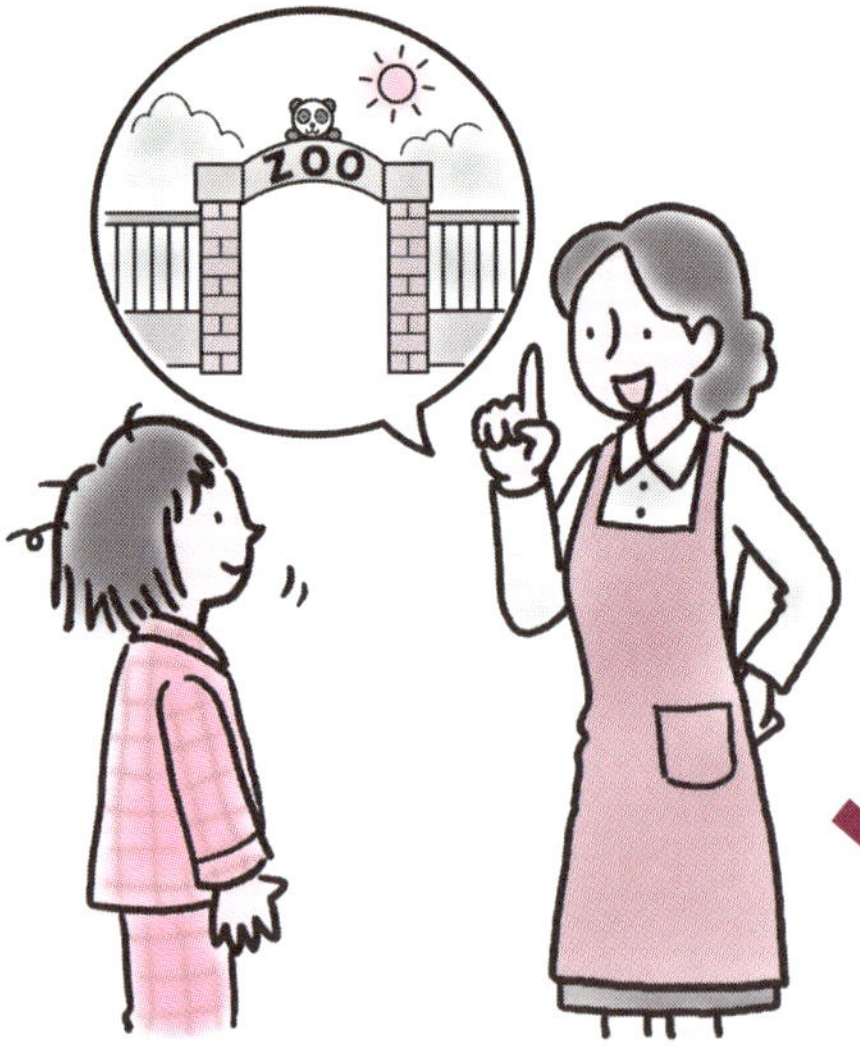

話をしているときは子どももわかっているようにうなずく

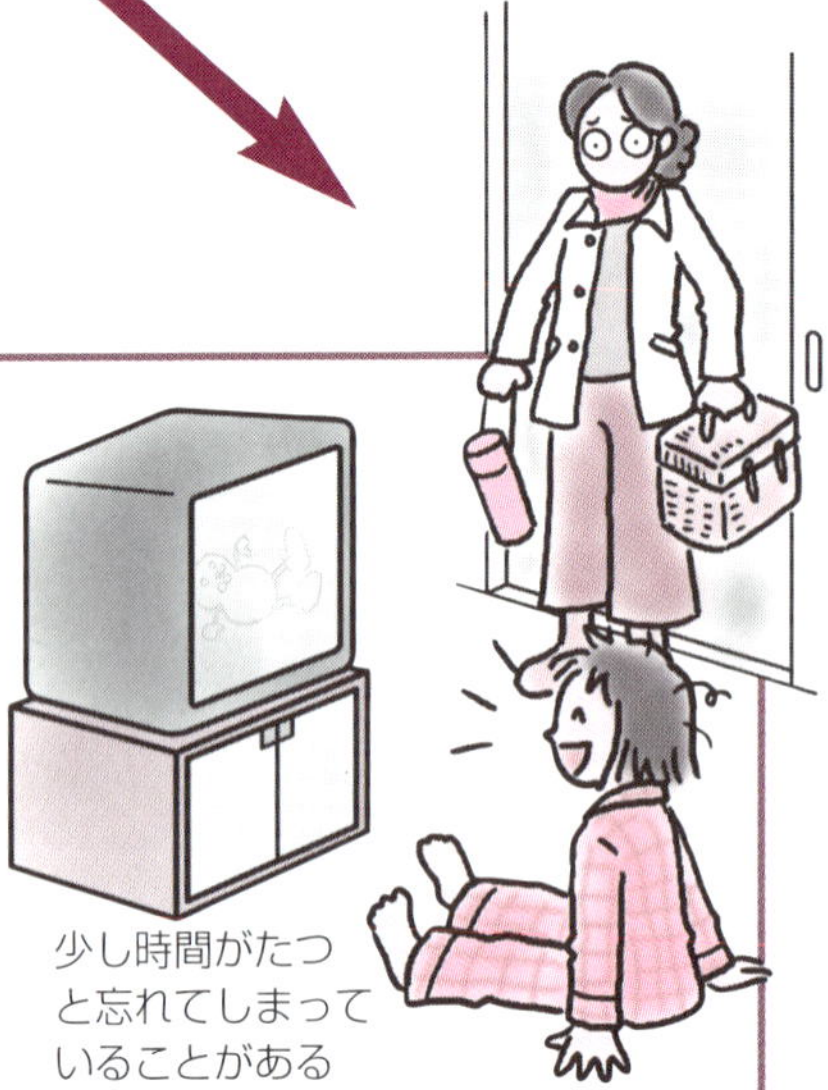

少し時間がたつと忘れてしまっていることがある

特徴

記憶には、短期記憶と長期記憶があります。短期記憶は、何度かくり返して思い出さなければ、数分で失われます。長期記憶は、数時間から数年保たれる記憶で、短期記憶をくり返し覚えた結果つくられていきます。

知的障害のある子どもは記憶のくり返しがうまくできないために、すぐに忘れてしまうのです。

注意点

①たくさん覚えられない

知的障害のある子は、短期に記憶していられる量が他の子よりも限られています。一度にたくさんのことをいわれても、そのうちの一部しか頭に残りません。

②長い時間覚えていることができない

少し先の予定でも覚えられず、約束を忘れることがあります。記憶をとどめておく時間が短く、覚えておかなければという意識も弱いので、記憶が定着しにくいと考えられています。

対応

知的障害のある子どもは、一度に多くのことを、長い時間覚えていられません。情報を伝えるためには、伝えたいことをひとつずつ、その都度わかりやすく伝える工夫が必要です。

覚えやすくするには動機づけが大切

記憶を定着させるには、「これは覚えておきたい」という動機づけが重要になります。知的障害のある子どもは、この動機が生じにくい傾向にあります。そこで、記憶と楽しい体験を結びつけるなど、動機づけの工夫をするとよいでしょう。

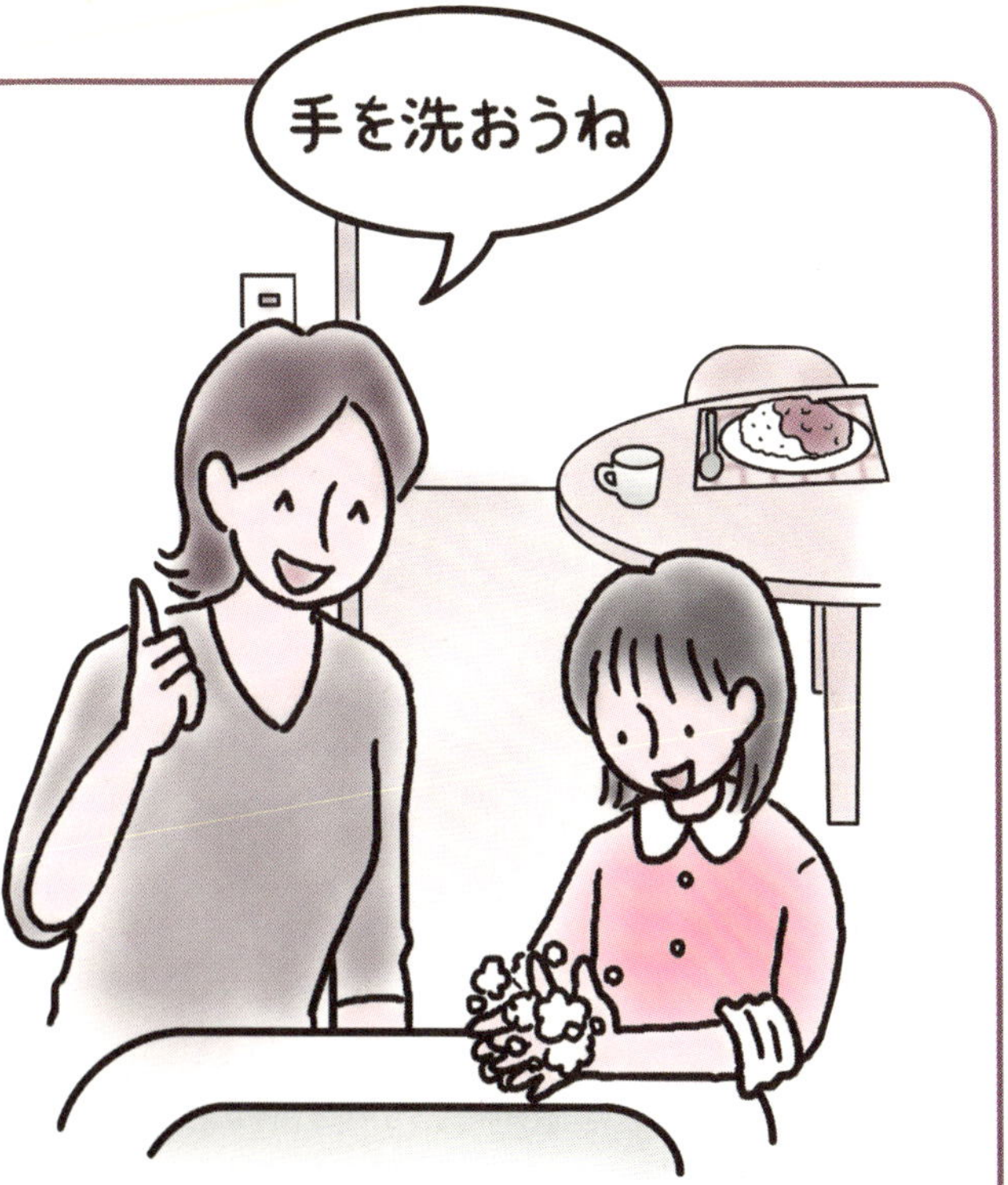

ポイント

何かを伝えるときは、ひとつずつ伝える

ひとつのことをくり返して教える

「手を洗ってから食事をしなさい」と教える場合でも、まずは手を洗うことをしっかりと伝えるようにする

知能の発達には、記憶する力が大きく関係している

記憶には、情報を「覚え」、それを脳の中に「たくわえ」、必要なときに「再生する」という過程があります。

この記憶を上手に使って、学習し、知識を身につけていきます。また、社会の中で生きていくための知能を身につけていくこともできます。

一度覚えたことは間違えずにできる

知的障害のある子どもは、短期記憶がうまくできないために、ひとつのことを覚えるのに時間がかかります。

しかし障害があっても、同じことを何度もくり返していれば、それが長期記憶になります。一度、定着した記憶はしっかりと維持されます。何度も行ったことがある場所ならば、ひとりで行くことができるようになるのも、このためです。

特徴③

動きがぎこちなく、細かい作業が苦手

知的障害がある子どもは、原因によって、運動発達の遅れや、運動能力の障害がみられることがよくあります。どんな特徴があるのか、子どもの動きに注目してみましょう。

知的障害には運動の障害を伴うことがある

動きがぎこちない、指先を使う細かい作業が苦手など、知的障害がある子どもには、しばしば運動障害がみられます。

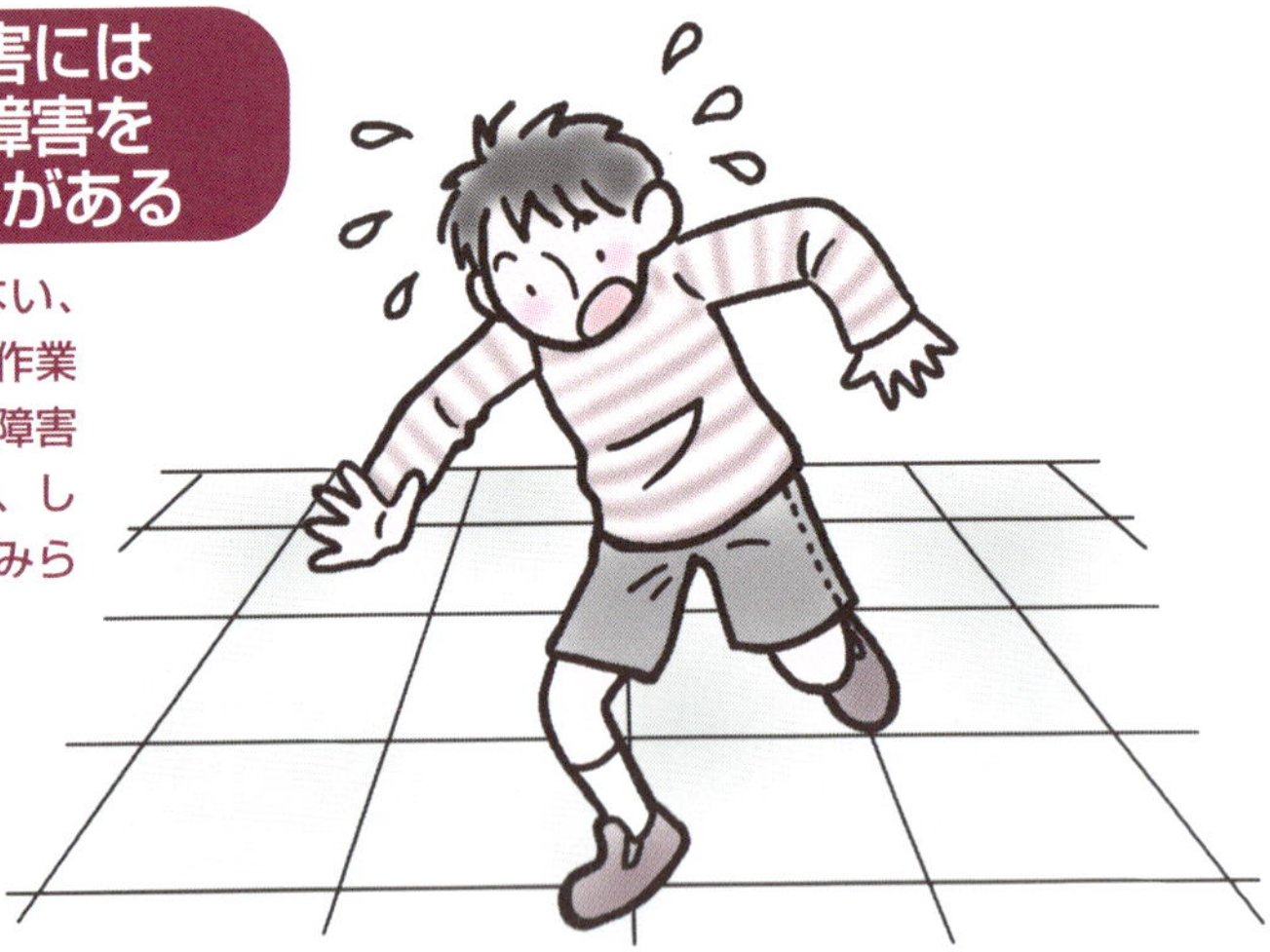

体のバランスがとれず、歩いているだけで転んでしまうこともある

特徴

知的障害に伴う運動障害には、原因や合併症が深く関係しています。一時的なものもあれば、脳性マヒのように一生残るものもあります。また、単なる運動発達の遅れの場合もあるので、障害の程度や内容はさまざまです。

注意点

①体がふにゃふにゃとやわらかい

低筋緊張といい、体の筋がやわらかく、重力に対してバランスがうまくとれません。そのため、座れない、片足立ちができないなどの発達の遅れがみられます。軽度ならば、成長とともに改善します。

②手足の動きがスムーズではない

先天的に手足の関節が変形しているため、関節の動きが悪くなってしまいます。また、身体的な障害はないのに、動きがぎこちないといった症状もみられることがあります。

③指先がうまく使えない

知的障害がある子どもは、一般的に手先が器用ではありません。ボタンをつけたり、ひもを結んだりという指先を使った動きが苦手です。

④左右にふらつきやすい

筋肉が緊張しすぎたり、反対にやわらかすぎたりしてバランスをとりにくく、ふらついたり、転びやすくなります。

成長とともに改善する運動障害

知的障害は、知能だけではなく、運動の発達にも遅れが目立ちます。一般的に、子どもは知能も運動能力も一緒に発達します。しかし、知的障害がある子どもは、ことばを覚える時期に運動面の発達が止まったり、その逆になったりというような傾向にあります。

ただし、脳性マヒなど身体的な障害がなければ、多くの場合、運動面は成長にあわせて発達していきます。

原因によって対応の仕方が異なる

運動障害といっても、一様ではありません。脳性マヒは、特定の関節の伸びが制限されやすく、変形が生じやすくなります。また、ダウン症候群は、体がやわらかく、伸びすぎる傾向にありますが、変形はあまりみられません。

このように原因によって、対処すべき症状が異なっています。

対応

運動の発達に遅れがみられる場合は、子どもの興味に働きかけて、自然に体を動かすようにするとよいでしょう。また、その子の障害を補うような用具を利用するのも、生活をスムーズに送るうえで大切なことです。

運動能力をきたえることが、子どもの安全につながる

身体機能がうまく働かないと、転倒などの事故を起こしやすくなります。また、関節も変形し、運動障害がますます悪化してしまいます。日ごろから、できるだけ体を動かすように訓練することは、子ども自身の安全を守ることになるのです。

ポイント
- 細かい動きの必要がない運動をする
- 自分から体を動かすように楽しく運動する

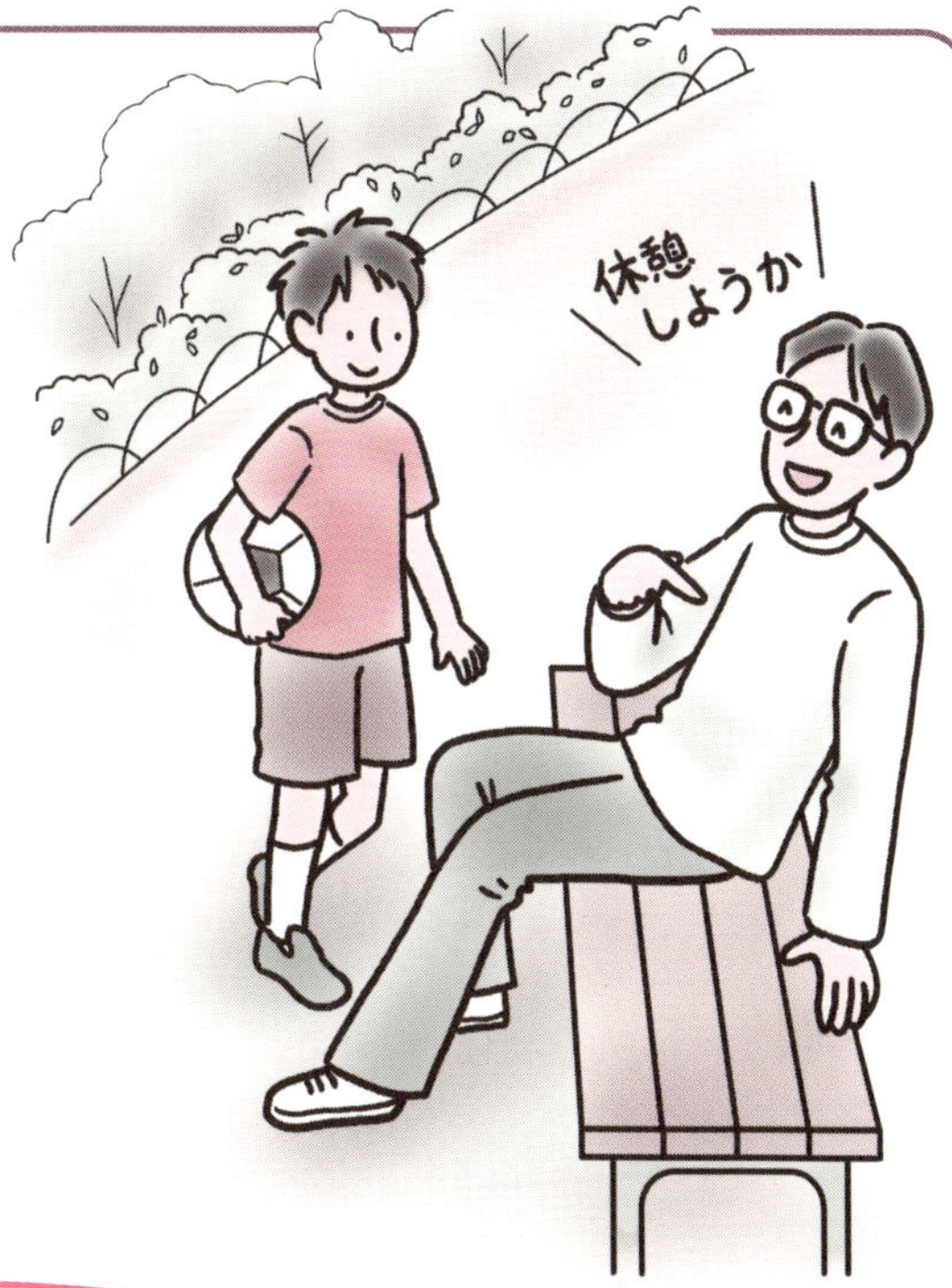

知的障害がある子は、姿勢が悪いために疲れやすい。こまめに休憩をとるように声をかける

COLUMN

「精神遅滞」と「知的障害」ってどう違う？

障害を表現する呼び方が違うだけ

精神の発達が遅れていることをどのように呼ぶのかについては、昔から議論が続いていました。長い間、差別的な呼称が使われていたからです。しかし、関係者の間ではその呼称を変えようという動きがありました。

新しい用語として、一九六〇年代からアメリカで「精神遅滞」という呼び名が使われるようになりました。このときから、医学や心理学の分野では、共通して「精神遅滞」という呼び名が広く使われています。

一方「知的障害」という呼び名は、一九九〇年代の半ばごろからヨーロッパや日本で使われるようになりました。現場で働く人々は、「知的障害」という呼び名を使うようになり、「精神遅滞」よりも一般的に使われています。

したがって、「精神遅滞」も「知的障害」も同じ障害を表す表現として、現在でも両方使われているといえます。

しかし、「精神遅滞」には発達が遅れているだけであとで他の人々と同じレベルに発達できる、という印象を与えるといわれています。そのため「知的障害」のほうが障害の本質を表していると考える人が多いようです。

用語の変化

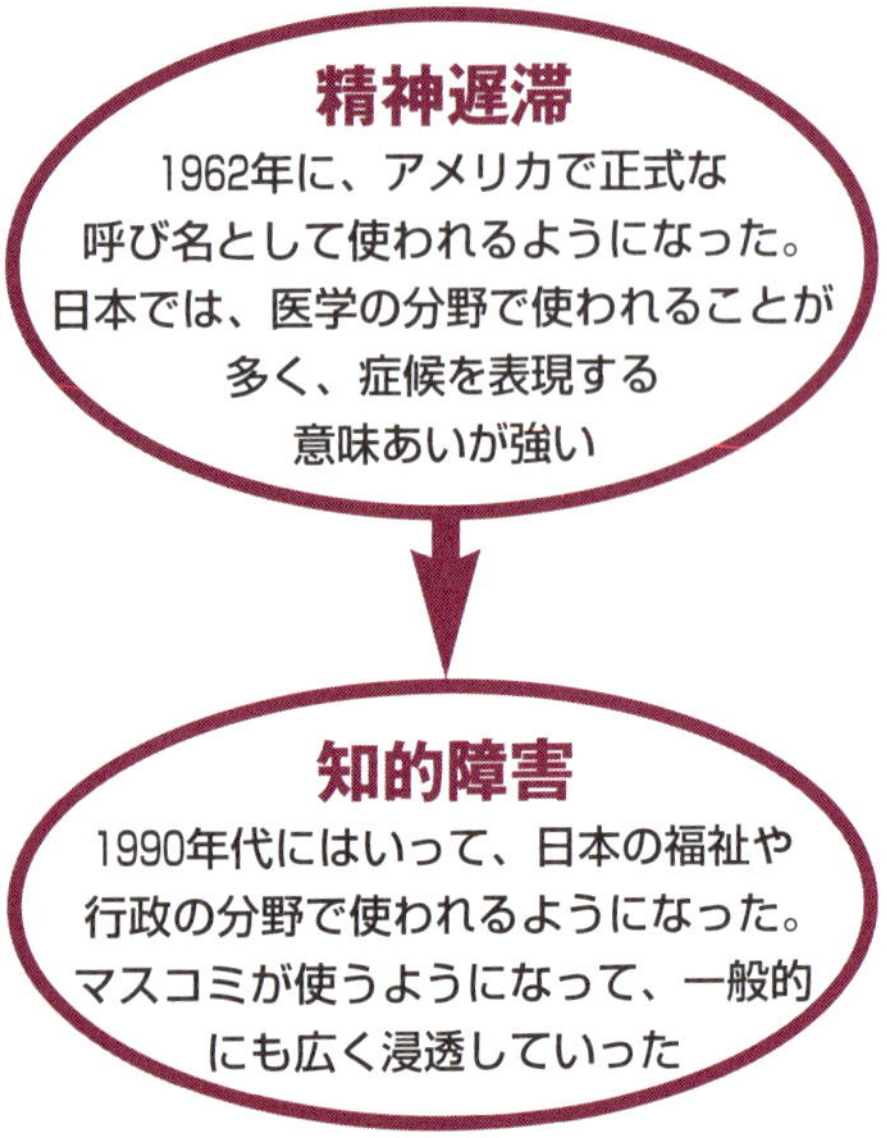

精神遅滞
1962年に、アメリカで正式な呼び名として使われるようになった。日本では、医学の分野で使われることが多く、症候を表現する意味あいが強い
知的障害
1990年代にはいって、日本の福祉や行政の分野で使われるようになった。マスコミが使うようになって、一般的にも広く浸透していった

2

ひとりで悩まず、周囲の協力で不安を解消

子どもに知的障害があるとわかったときに、
どうすればよいのでしょうか。
早期発見・早期療育のためにどのような制度があり、
どこに相談できるのかなどについて紹介していきます。

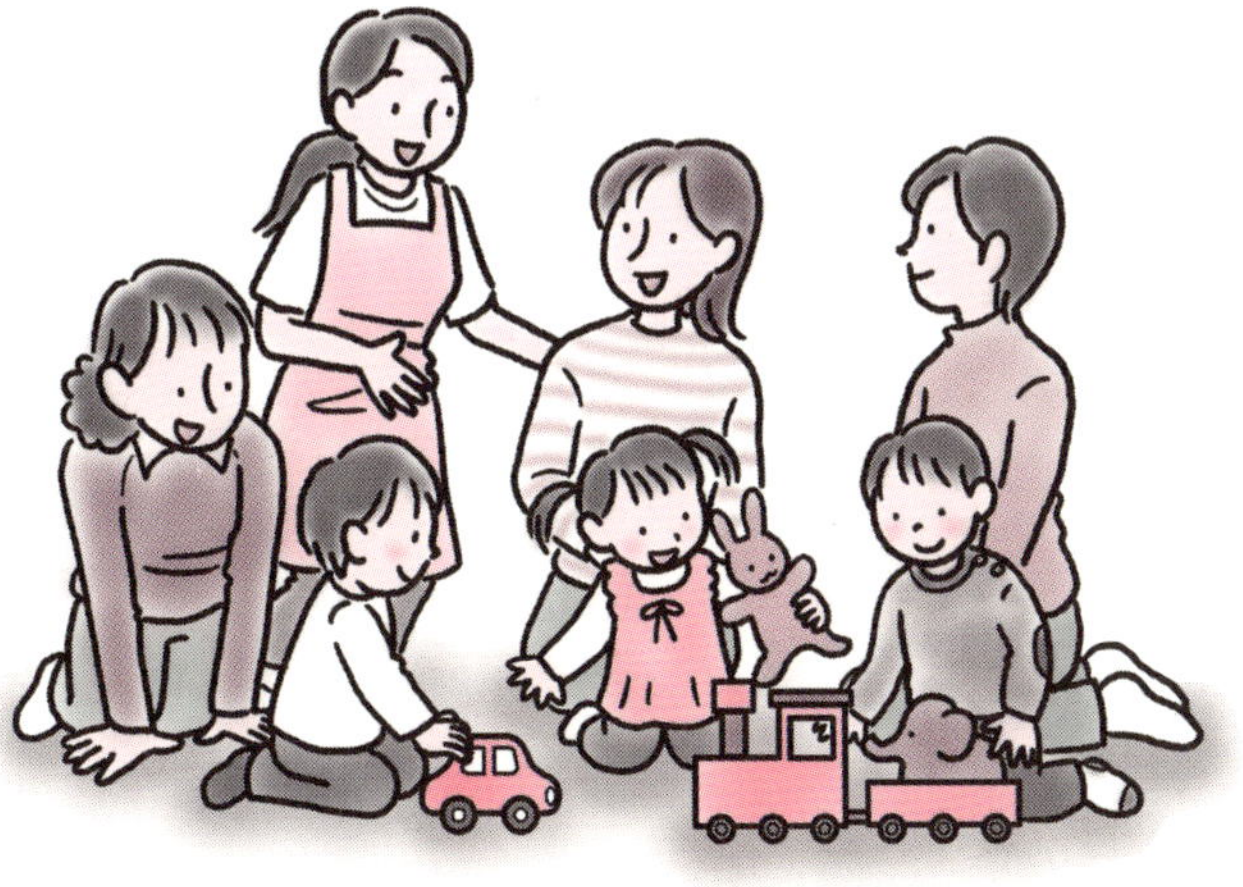

早期発見

定期的な「健診」が早期発見のポイント

知的障害は早期発見が大切です。新生児から学童期の間におこなわれる健診は、子どもの発達を見守り、障害を発見するよい機会になっています。

子どもを守る早期発見のシステム

子どもの障害は成長とともに目立ち始めます。これを早期に発見するために、自治体や保健所では定期的な健診がおこなわれています。

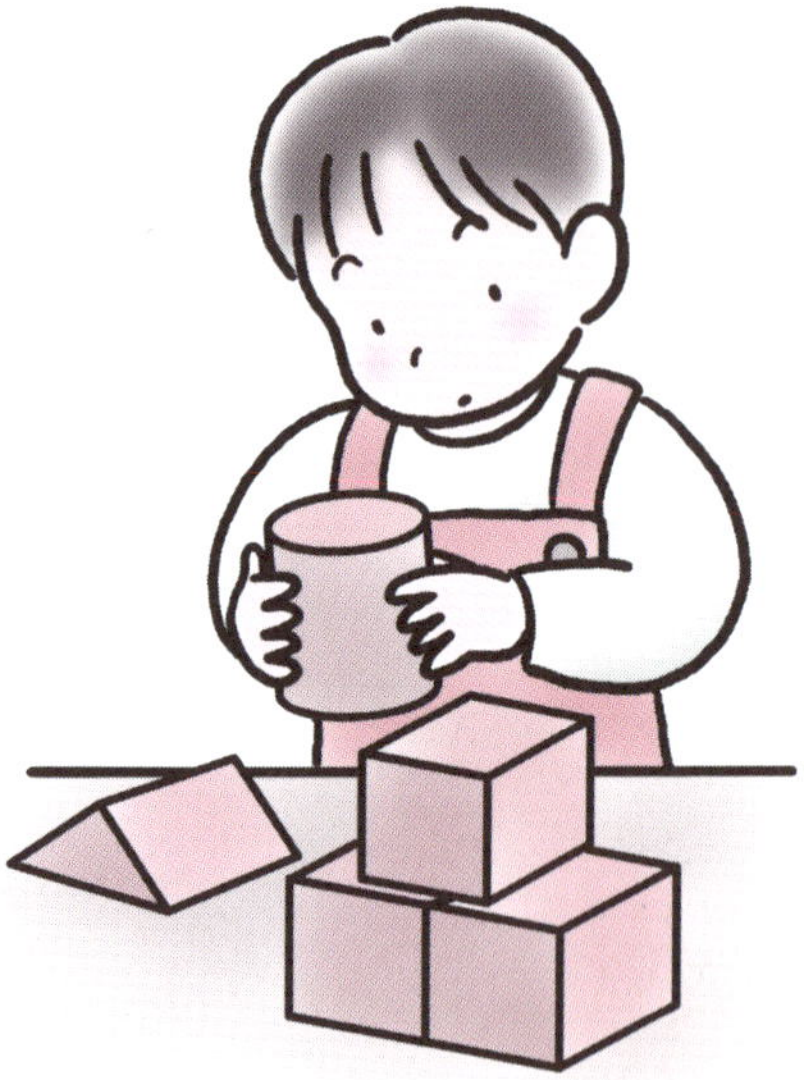

1歳6ヵ月健診では、運動能力を調べるために、積み木をさせて指の使い方をみる

母子健康手帳の交付

妊娠の届け出をすると、母子健康手帳が交付されます。母子の安全を守るための情報提供に役立っています。

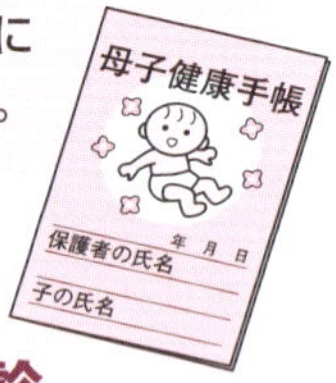

↓

3～4ヵ月健診

●目的　先天的な障害や、目や聴覚に障害がないか調べます。
●内容　首のすわりをみる検査や音への反応、目でものを追うかどうかなどのテストがあります。

↓

1歳6ヵ月健診

●目的　運動障害や視覚・聴覚障害の有無がはっきりとわかり、精神面での発達の遅れなども調べます。
●内容　指の使い方や歩行の様子、ことばに対する反応などを調べます。虫歯予防指導などもあります。

↓

3歳健診

●目的　精神や運動の発達状態をみて、知的障害や自閉症などの発達障害がないか調べます。
●内容　身体測定で、低身長や肥満、背骨のゆがみなどをみます。名前や年齢を答えられるかなど、社会性や知能の発達も調べます。

←

学童期の健診

4歳以降には、幼稚園や学校で毎年1回、健診があります。入学の前年度にある就学前健診は、就学指導の目安になります。

問題があれば、専門的な検査へと進む

健診では、運動や精神の発達状態から、障害の疑いがあるかどうか判断します。障害の疑いがある子は、医療機関で専門的な検査をおこないます。

健診の結果

→ **経過観察の必要ありといわれた**

自治体の乳幼児教室や、医療訓練機関へ紹介。これらは予約制で、数ヵ月から1年程度通う

→ **親子教室へ参加しよう**

→ **障害のある可能性が高い**

→ **精密健診へ**

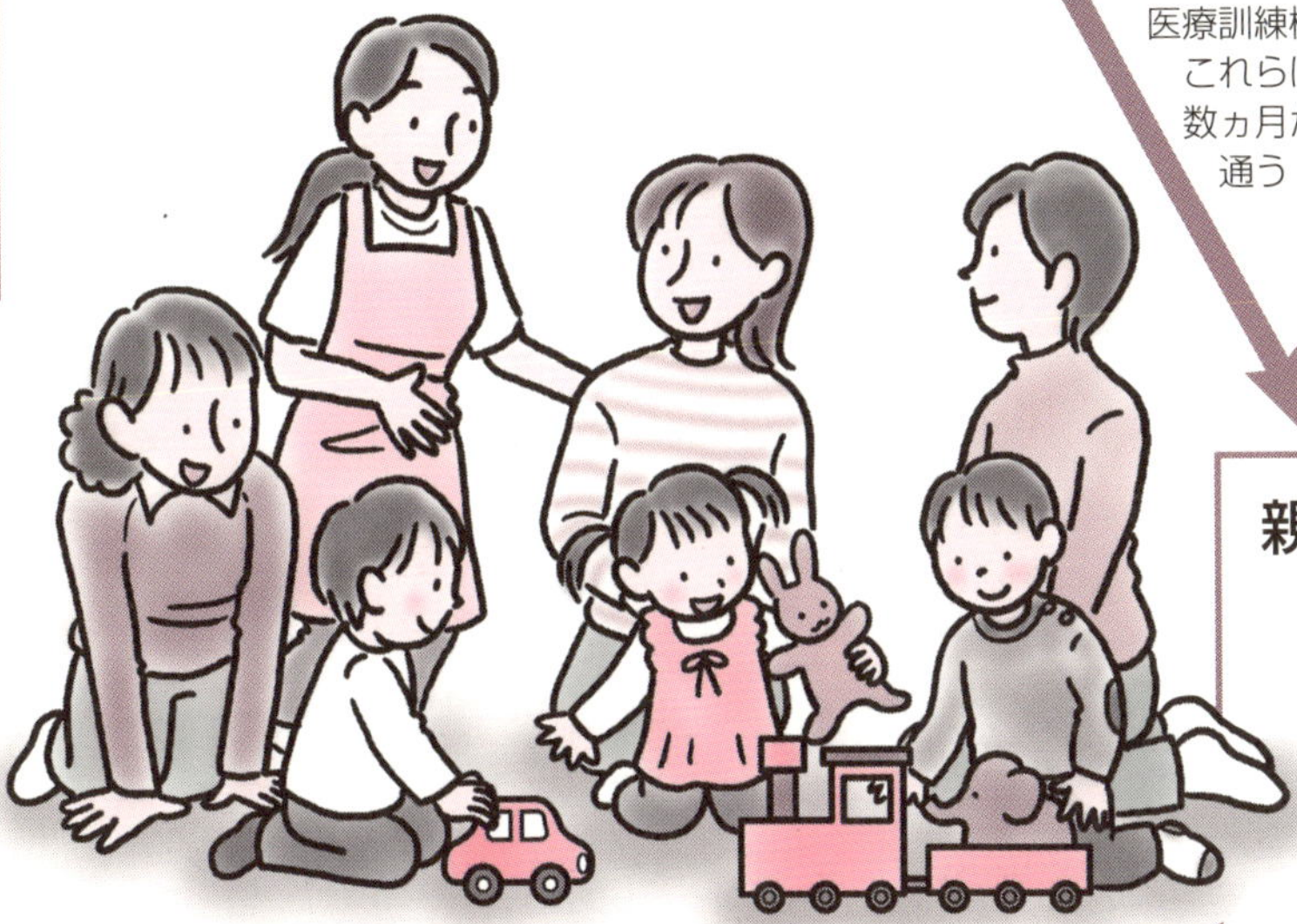

教室では、親子が集まって保育士に子どもとの遊び方などを教えてもらえる

親子教室へ参加しよう

自治体や保健所などでは「乳幼児教室」や「親子教室」と呼ばれる講座を実施しています。障害が疑われる子どもの経過観察の場になります。専門家への相談、親同士の交流ができるので、積極的に利用するとよいでしょう。

知的障害は、幼いころほど気づきにくい

知的障害は、運動障害にくらべて、少し成長したあとで発見される傾向があります。

その理由のひとつは、親の関心が、立ったり、歩いたりという運動の発達のほうに集まっているからです。ことばやコミュニケーションの発達に対しては、楽観的にとらえようとする心理が働くためといわれています。

子どものコミュニケーションの発達で気づいたことがあれば、保健師や小児科医などの専門家に相談するとよいでしょう。

健診を活用して、不安をやわらげる

定期健診は、子どもの病気や障害を発見するための重要な機会になっています。

健診では、専門家が子育ての相談にも応じてくれます。親の悩みや不安を軽減することは、健やかな子育てには大切です。

検査

専門的な検査で子どもの状態を知ろう

知的障害は、原因がわかれば、障害が重くならないように適切な対応をとることができます。専門家による診察と精密検査で原因を調べていきます。

専門的な検査の流れ

知的障害の原因を調べるには、まず子どもの状態を詳しくみて、家族歴や妊娠・出産時の状況、これまでの経過なども知る必要があります。

問診・診察

問診では、親から話を聞いて、診察では、子どもの行動をみて、身体的特徴や運動障害を詳しく調べます。

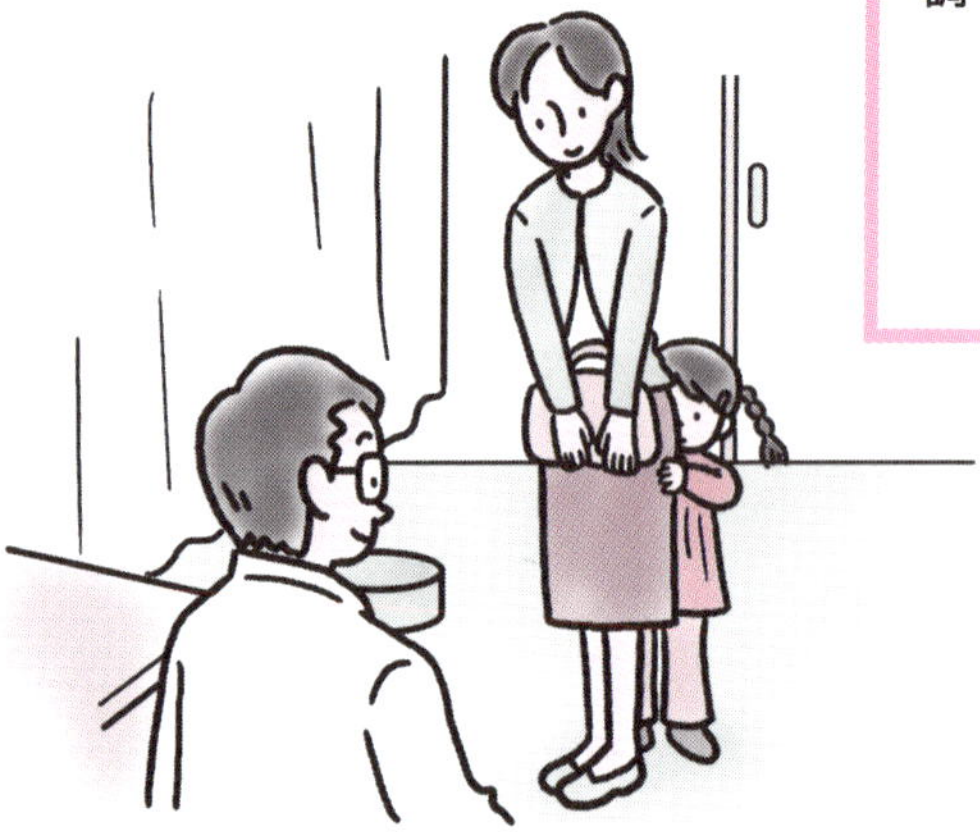

医師は、診察室へ入ってくる段階から子どもの様子をみて、診察を始めている

問診の際に医師から聞かれる内容

■病歴

①家族歴……家族に、知的障害や遺伝性疾患などをもつ人がいるか
②妊娠の経過……妊娠中に、感染症や飲酒などの影響をうけた可能性はあるか
③出生時……分娩の際に、新生児仮死、低体重、早産などではなかったか
④小児期……感染症による脳炎や髄膜炎、頭部外傷、虐待などがないか

■子どもの行動

ことばの発達や動作の特徴、対人関係のとり方など、子どもの行動を観察する

問診、診察の結果から、どんな検査が必要なのか判断されます。必要最小限の検査を実施します。

原因がわかれば、対応しやすくなる

健診で知的障害があるとわかったら、その原因が何かを調べる必要があります。原因を知ることは、そのあとの治療や対応を考えるうえで不可欠です。

たとえばてんかんを伴う場合、薬物療法で発作をコントロールすれば、障害の重度化を防ぐことが可能です。また、自閉症を伴う場合は、周囲の人がその特徴をよく理解すれば、適切な対応ができるようになります。

検査をしても原因がわからない場合もあります。しかし、子どもの状態を理解し、今後の対応を考える重要な手がかりにするため、検査は必ずうけることが大切です。

染色体検査

ダウン症候群など、身体的な特徴が伴う場合におこなわれます。

染色体は、培養した細胞が分裂するときに顕微鏡でみて調べることができます。主に染色体の数や構造の異変を発見できます。

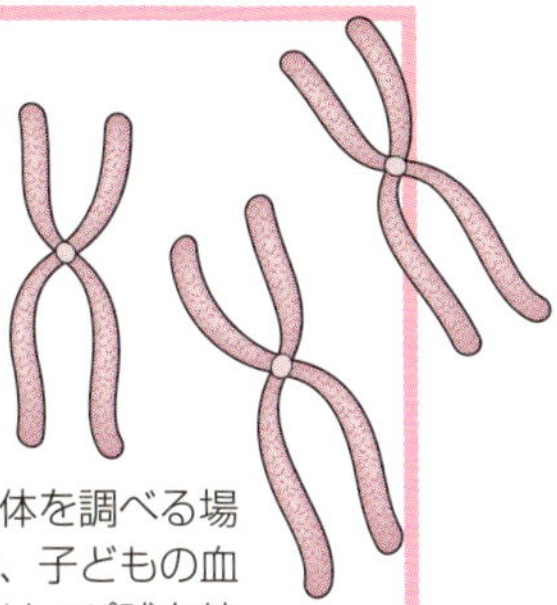

染色体を調べる場合は、子どもの血液のリンパ球を培養する

遺伝子診断

脆弱X症候群など、遺伝性疾患の検査に用いられます。

細胞からDNAをとりだすために、血液を採取します。DNAは、A、G、C、Tという4つの塩基からできていて、この配列に異常があるかを調べることができます。

出生前診断では、羊水《ようすい》細胞や絨毛《じゅうもう》膜《まく》細胞を培養して、そこからDNAをとりだします。

画像診断

脳の構造異常や脳内出血、脳奇形などが疑われる場合は、X線CTやMRIの検査で、脳の異常部位を発見できます。脳の活動の状態を調べるためには、fMRIやPETなどの検査をおこなうこともあります。

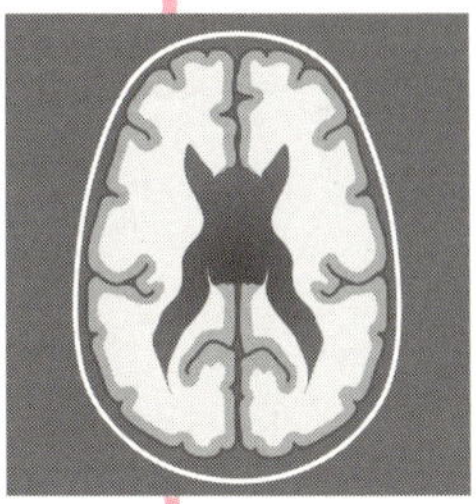

発達検査・知能検査

3歳未満の子どもには発達検査がおこなわれ、3歳以上では知能検査になります。

発達検査では、子どもの発達について母親から聞きとりをします。そして子どもの行動を観察し、発達段階を示す発達指数を算出します。知能検査では、専門家のもとで、子どもの年齢にあった検査をおこなう必要があります。

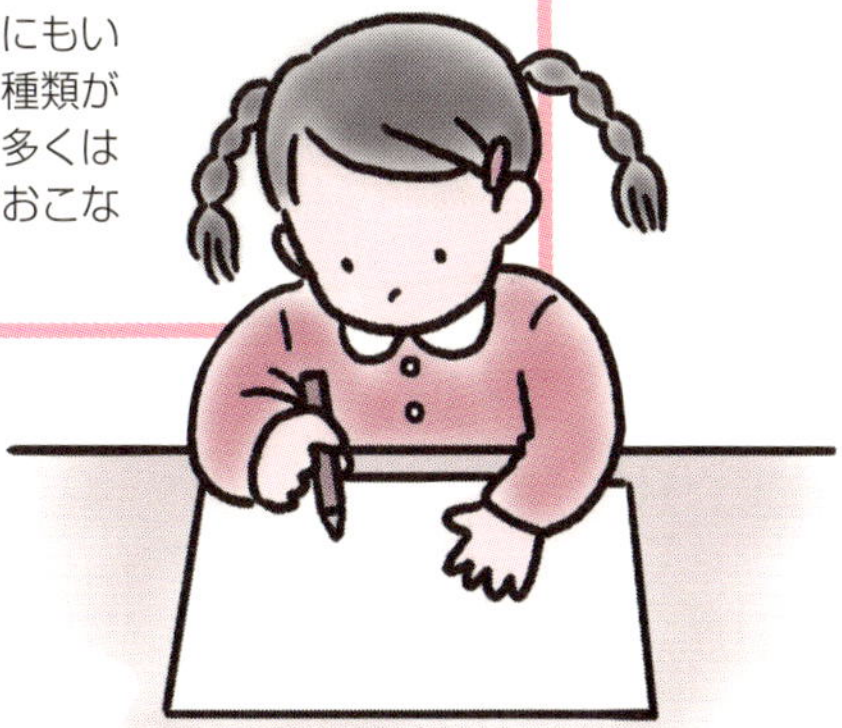

知能検査にもいろいろな種類があるが、多くは記入式でおこなわれる

脳波検査

けいれんや意識を失うなどの発作を経験したことがある場合には、脳波を調べます。てんかんを合併している場合は、てんかん波という特有の脳波を示すことがあります。

脳波検査は、脳の表面に現れるわずかな電気を感知して調べているので、小さな子どもがうけても問題はありません。

療法①

薬物療法で子どもの生活を改善する

知的障害の治療では、薬を用いることがあります。薬は、知的障害そのものを治すことはできませんが、合併する症状をやわらげて暮らしの手助けをしてくれます。

知的障害の治療は、補助的なものが中心

知的障害の薬物療法の目的は、対症療法です。知的障害に伴って起こる激しい症状を、薬を使ってコントロールし、子どもの生活リズムを整えます。集団生活に適応できるようにすることを目指していくものです。

知的障害そのものは回復することはありません。しかし、子どもの生活に障害となるような症状をおさえれば、子どもの発達をうながすことができます。

薬物療法は、症状を詳しく調べたうえで、日常生活に支障をきたしていると判断された場合にのみ、医師と親が同意してはじめておこなわれます。

電車やバスの中など公共の場で、突然騒ぎだすこともある

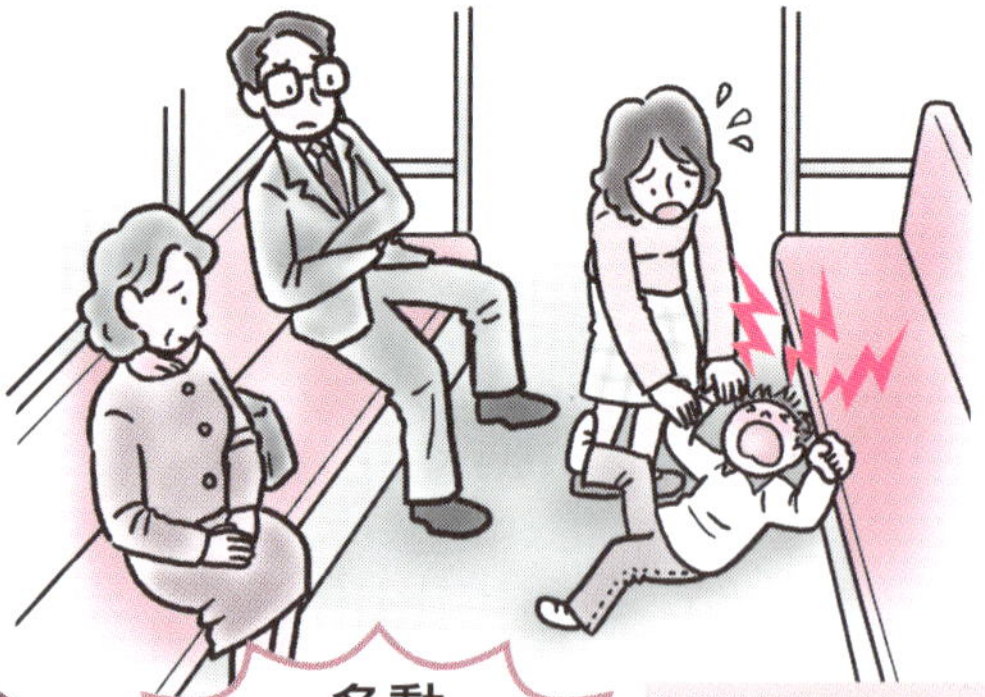

症状にあわせて薬を使うか考える

社会生活を困難にするような激しい症状を伴う場合、薬物療法が有効です。症状をおさえることで、社会生活に適応しやすくなります。

気になる子どもの行動

知的障害がある子どもは、日常生活を困難にするような激しい行動を起こすことがあります。こうした行動の激しさや頻度によって、治療の必要性を判断します。

破壊行動
激しくものを壊したり、自分や他人を傷つけたりと、本人も周囲の人も危険にさらしてしまう

多動
落ち着きがなく、激しく動き回ってしまう。学校などで集団生活を送ることが困難になる

睡眠の乱れ
睡眠のリズムが大きく乱れ、昼夜逆転などがみられる。食事や排泄など、生活のリズム全般にも影響を与える

こだわり
「～しなければ」という強迫症状やこだわりが強く、生活をスムーズに送ることが困難になる

薬物療法を始める

薬の使用には、医師の診断と家族の了解が必要です。どちらかの判断だけでは始められません。

薬の使い始めは、少量から始めて少しずつ増やしていきます。副作用が少なく、症状をコントロールできる適切な量を保って使用します。

主な薬の種類

- **●メジャー・トランキライザー**
  不安、自傷行為、攻撃性、多動をおさえ、睡眠を安定させます。
- **●中枢刺激剤**
  多動を減少させて、注意力を向上させます。
- **●抗うつ剤**
  多動の場合に、中枢刺激剤の次に使われます。衝動性の改善や情緒の安定をはかります。

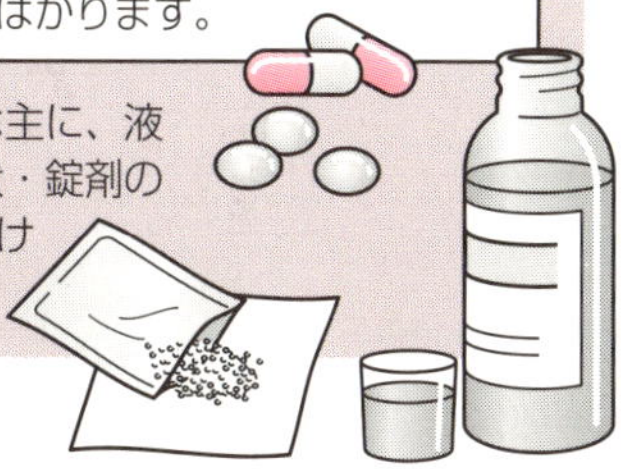

薬の形は主に、液状・粉状・錠剤の3つに分けられる

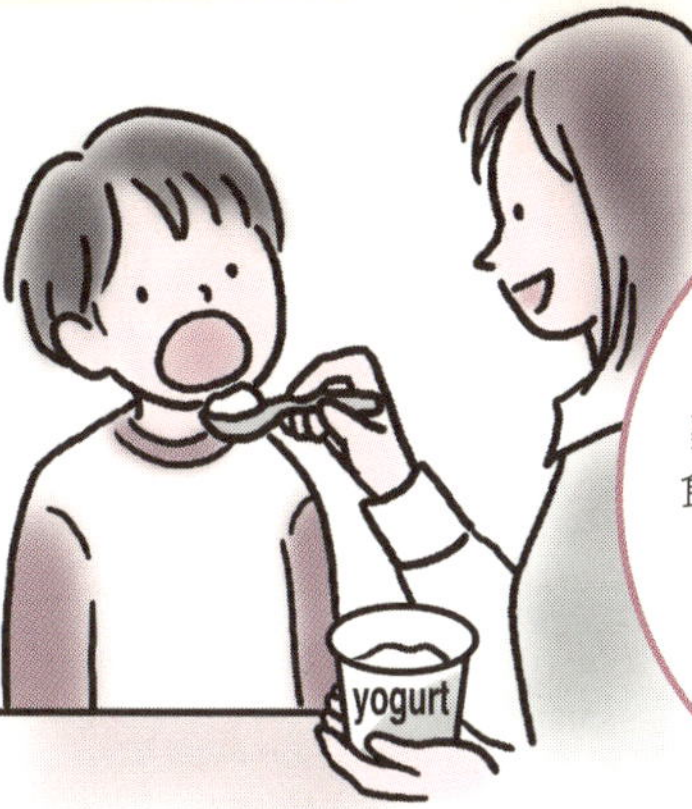

ヨーグルトに混ぜて食べさせれば、苦味もやわらいで、飲みこみやすくなる

薬を嫌がったらひと工夫

薬を嫌がる場合は、薬をプリンやアイスなどの食べ物に混ぜてみましょう。ただし主食に混ぜると、味の違いを感じて主食を食べなくなってしまうので注意が必要です。

薬のやめ方

薬は、漫然と続けるのではなく、半年ごとに薬の効果を評価し、続けるかどうかを判断します。症状がでなくなっても、薬をやめると再び症状がでる場合もあるので、必ず医師の指示に従います。

副作用に注意

眠気やふらつきなどの副作用がでる場合があります。薬に対する過敏反応なので、服用を中止すればおさまります。薬を変えるなど、医師との相談が必要です。

知的障害は予防できる？

知的障害には約四〇〇の原因があるといわれます。そのうち、フェニールケトン尿症、クレチン症、先天性甲状腺機能障害などによる知的障害は、予防が可能です。生後一、二ヵ月以内に治療を開始すれば、知的障害を防げます。

かつて多かった感染症などによる知的障害も、予防接種の広がりや医療設備の充実によって、かなり予防できるようになりました。

今後は、遺伝子治療が進み、遺伝性疾患の予防や治療の進展が期待されています。

妊娠時から診断をうけておけば、予防をしたり早期の治療をすぐに始めたりできる

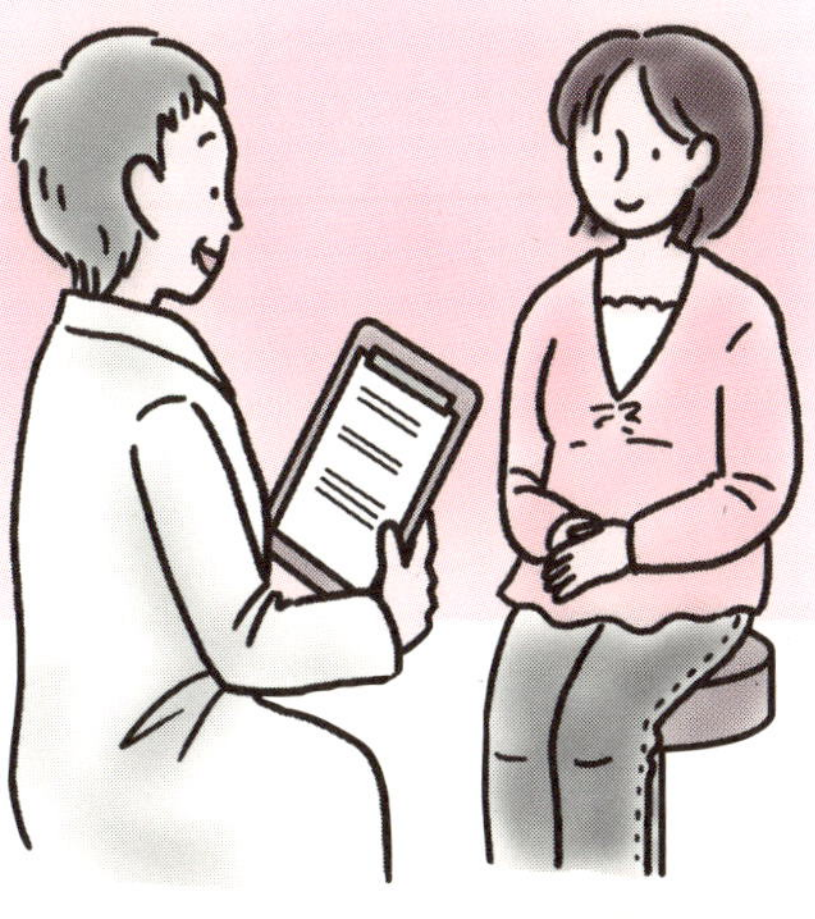

療法②

子どもの基礎能力を養うための療育

知的障害がある子どもは、あらゆる面での発達に遅れがみられます。子どもの発達をうながすためには、言語療法や感覚統合療法など、専門的な療法が有効です。

子どもへ働きかける方法はひとつではない

子どもは、生まれもった資質だけでなく、周囲とのかかわりや環境の刺激によって、一歩一歩成長していきます。

しかし、知的障害がある子どもは、他の子と同じようなかかわり方だけでは不十分です。そのままではいっそう発達が遅れてしまう可能性もあります。

そのため医療機関などでは、言語療法や感覚統合療法、動作法など、さまざまな専門的な方法によって、療育をおこなっています。療育とは、子どもが社会で自立して生活するための基礎を身につけられるように、医療と養育の二つの面からサポートするものです。

療育の目的

子どもの能力を向上させる

知的障害がある子どもは、体や脳に適切な刺激をうけることで、自立して生きていくための能力を身につけます。

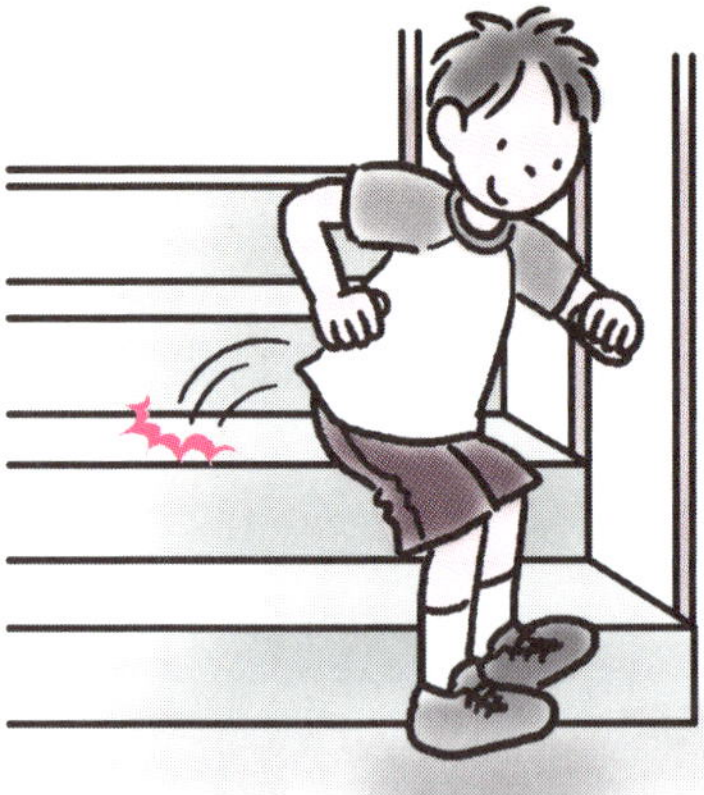

運動機能の発達で、3〜4歳くらいにはジャンプもできるようになる

子どもの能力を引き上げて、生活上の困難を克服することを目指す

運動機能の促進

姿勢を保持したり、ものをつかんだり、歩いたりするなど、体を自由に動かせる能力を身につけることは、自立した生活を送るために必要です。

学習能力の向上

読み書き・計算などの学習能力は、ことばの意味を理解し、考え、判断し、計算するなど、生活の中でも必要な能力です。特に、ことばの発達をうながすことは重要です。

社会性を身につける

社会で暮らしていくには、人とのコミュニケーションのとり方やルールを学ぶ必要があります。集団生活への適応能力は、社会で生きていくために不可欠なものです。

専門的な治療を並行しておこなう

知的障害がある子どもの発達をうながすために、専門的な治療法がいくつかあります。障害の程度や年齢にあわせて、これらを並行しておこないます。

それぞれの治療が互いに作用することで、発達の促進が期待される

言語療法

ことばの意味を理解し、発音し、聞きとるという過程になんらかの障害があると、コミュニケーションは成立しません。言語療法は、言語聴覚士が障害の原因をあきらかにし、原因にあった方法で治療をおこないます。知的障害がある子どもは、主にことばの理解や表現に問題があるので、身振りや絵などを使ってことばを育てていきます。

動作法

知的障害がある子どもは、座る、立つ、歩く、書く、声をだすなどの基本的な動作が、うまくできない場合があります。動作法では、基本的な動作をできるようにするために、筋肉の緊張と弛緩のバランスを調整する訓練をおこないます。

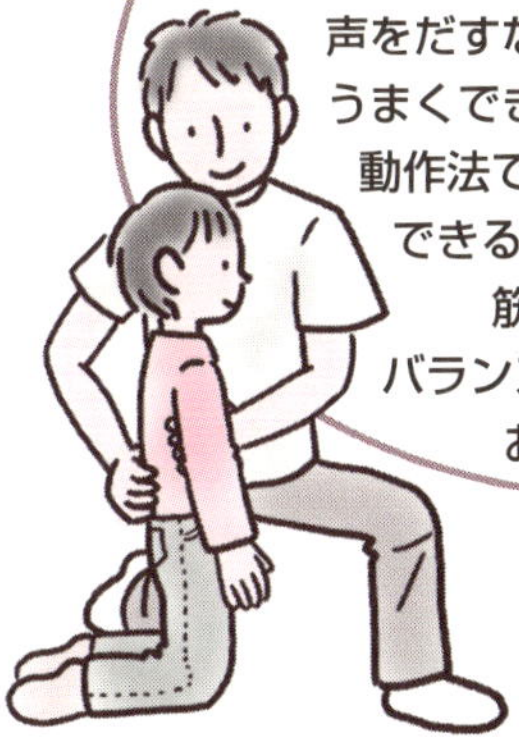

前かがみになっている腰をまっすぐにするために、訓練士が子どもの腰を前に押しだしている

感覚統合療法

知的障害がある子どもは、体で感じた感覚を脳で処理し、適切な行動に結びつけることが苦手です。感覚統合療法は、五感からの刺激を交通整理して、適切な体の反応や動かし方を身につける訓練です。さまざまな遊具を使い、目と手などを同時に働かせるような動きをします。

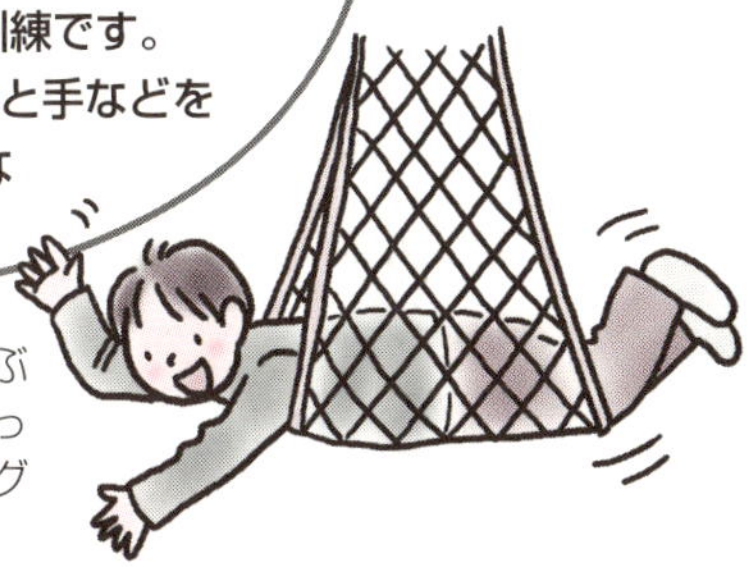

ハンモックにうつぶせになって手を使って動くトレーニング

子どもの治療には、家庭での働きかけも必要

子どもは体を動かして遊ぶことで、身も心も発達させていきます。遊びでえられる効果は、言語療法や感覚統合療法、動作法などの治療の目的とも共通するものがあります。

家庭でも、親子で一緒に遊ぶことは、とても意味があります。ボール投げやリズミカルな体操、料理の手伝いなど、子どもが興味をもって、楽しみながらできるものがよいでしょう。

家庭でも感覚統合療法の一環として、料理をつくるなどの作業を一緒にするとよい

療法③

子どもの成長をうながす音楽療法

音楽のメロディーやリズムなどは、心や体の両面に働きかける力があります。発達に遅れがみられる子どもたちにも、よい効果をもたらすと期待されています。

音楽がはぐくむ子どもの能力

音楽療法は、音楽を通して、心や体によい刺激を与え、人とのコミュニケーションや心身の発達をうながす療法です。

コミュニケーション能力を育てる

他の人の歌や演奏を聞きながら、自分も演奏に参加することで、音楽を通じたコミュニケーションがとれます。

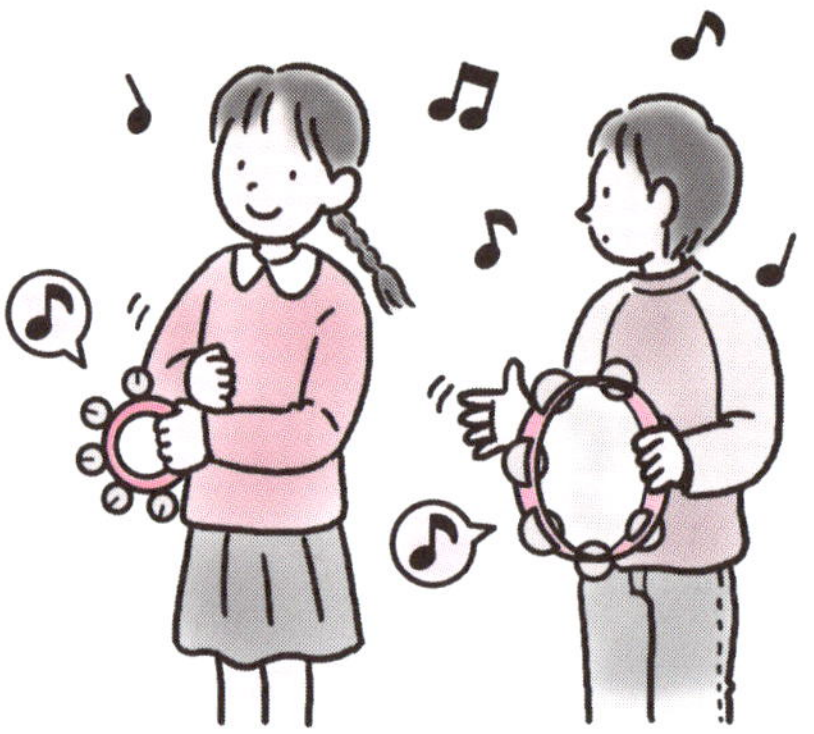

音楽を演奏するときは、他の子とタイミングをあわせるので、コミュニケーション能力が自然に成長する

感覚をきたえられる

音を聞きながら、楽器を演奏したり、歌をうたったりすることは、感覚統合療法と同じような刺激がえられます。

自分を知る

自己と外の世界を区別できていない子どもは、外から聞こえる音楽を通じて、外の世界の存在を強く認識できるようになります。

満足感をえられる

演奏を通して、「最後までできた」「楽しい」という気持ちをもたせることができます。

気持ちを発散できる

子どもが抱えている情動を、音楽によって発散させて、多動や攻撃性のある子どもを落ち着かせることができます。

音楽を始めていきいきとする子どもたち

音楽療法は、知的障害がある子どもにも実践されています。

運動能力の発達が遅れている子ども、マヒを伴う子どもは、音楽にあわせてリズムをとることで、体の動かし方を覚えるきっかけになります。また、音楽を通じて、人とのコミュニケーションをはかり、満足感をえることは、知能の発達にもつながるでしょう。

音楽療法は、だれでも始めやすいという利点があります。ただし、知的障害がある子どものなかには、音に対して過敏な反応を示し、ある種の音を不快と感じることもあるので、どんな音楽が適しているか見極める必要があります。

音楽療法の実践

音楽療法は、個別か集団かどちらかでおこなわれます。コミュニケーションの能力が育っていない場合は、最初のうちはたいてい個別でおこなわれています。

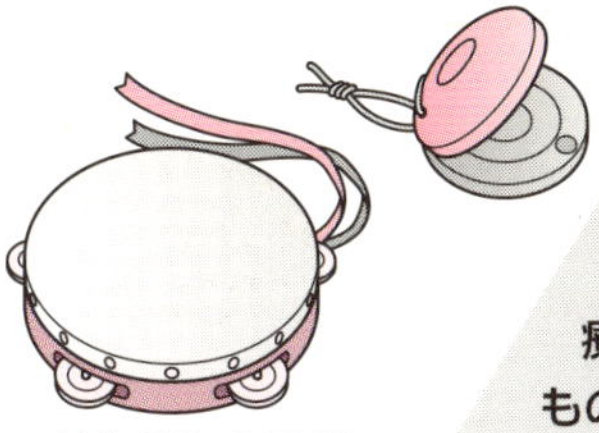

それぞれの子どもにあった楽器を選ぶようにする

1 準備する

どのような成長が必要なのか、音楽療法の目的をはっきりさせます。子どもの能力や興味なども調べます。楽器は、子どもの能力にあったものの中から、子どもに選んでもらいます。

2 ウォーミングアップ

始まりの歌をうたってから、音楽にあわせて体を動かします。音楽に参加する意欲を高めます。

3 演奏する

楽器や手拍子などでリズムをとり、演奏します。簡単な楽曲からスタートし、「できた」という達成感を実感してもらいながら、レベルアップしていきます。

4 終わりの歌

最後は、ゆったりとした楽曲で終わり、心や体を落ち着かせます。最初と終わりは、声をだして、しっかりあいさつをします。

親の役割

子どもが小さい場合、親と子が一緒にセッションするのもよいでしょう。じょじょにひとりでセッションに参加できるようにすれば、子どもは自然に自立へとむかいます。

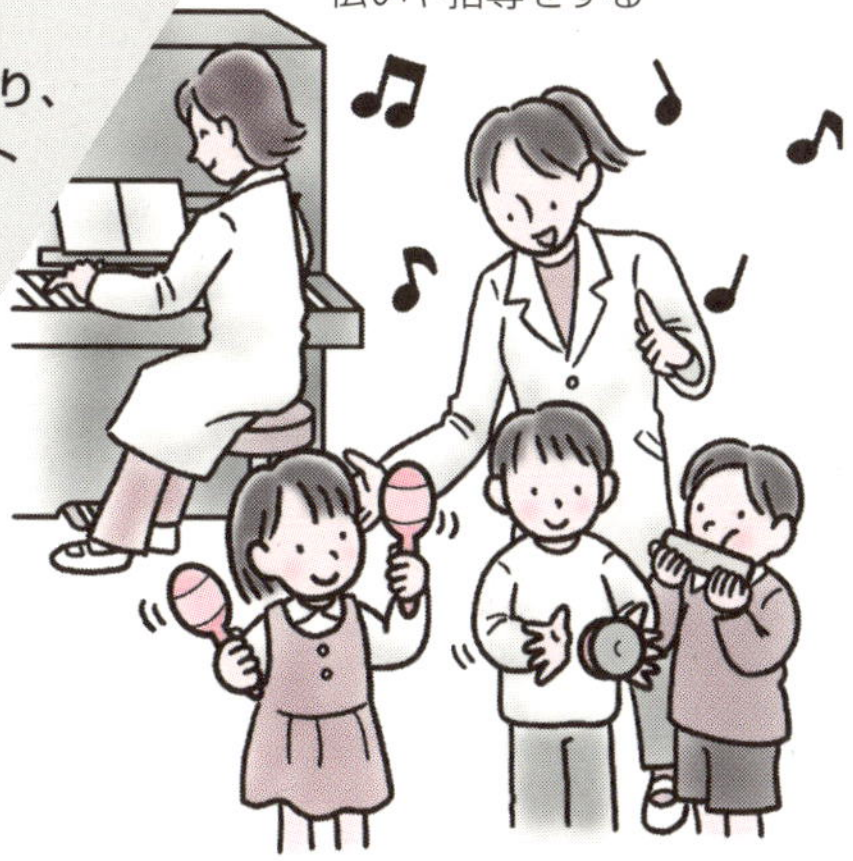

音楽療法士が、子どもの間に入って演奏の手伝いや指導をする

生活の中にも音楽をとりいれる

子どもの生活リズムを整えるときに、音楽はとても役立ちます。たとえば子守歌は、その音楽を聞いただけで、自然に眠りにつくようになります。また、着替えのときにも歌をとりいれれば、子どもは歌いながら自分で着替えるようになります。

音楽の力を活用すれば、無理に何かをさせようとしなくても、子どもは自分から積極的に体を動かすようになります。

保育園や幼稚園では、朝の歌や帰りの歌、お弁当の歌などをとりいれています。

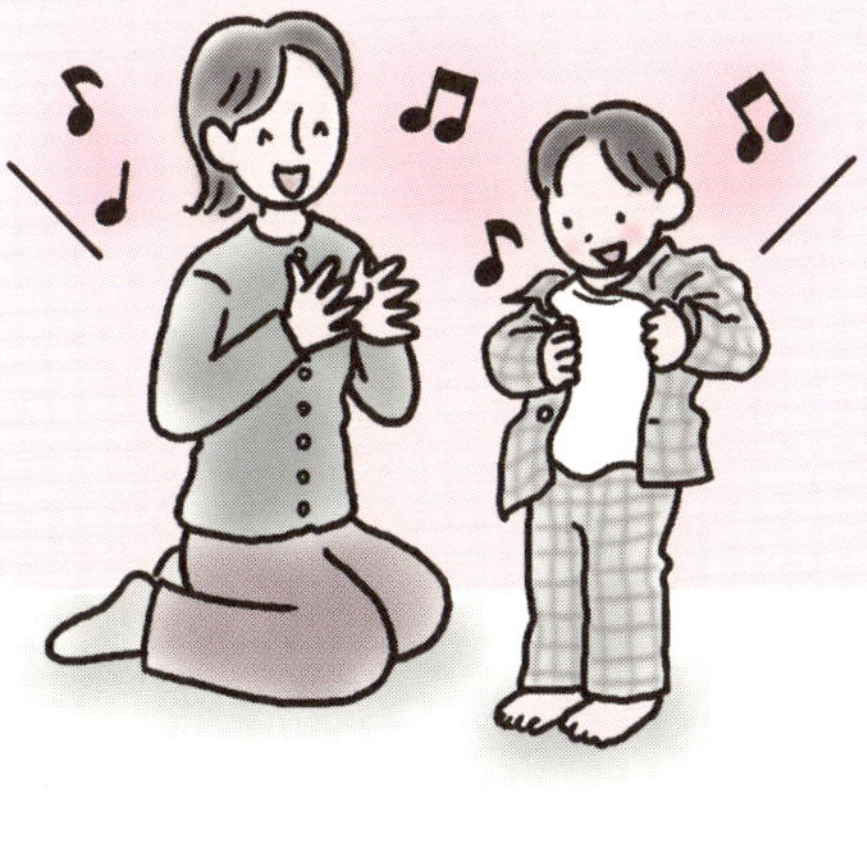

パジャマに着替えるときの歌など、いつも決まった歌をうたうようにする

相談機関

相談窓口を利用して、これからどうするかを考える

子どもの障害について不安になっている親の味方になってくれるのが、相談機関です。窓口は身近なところに設置されているので、まずは気軽に相談を。

困ったことがあればまず相談

障害がある子どもをもつ親は、療育のことをはじめ、さまざまな問題に直面します。身近なところに相談機関があるので、まずは相談しやすいところへ足を運んでください。

各機関はホームページなどをもっているので、どの機関が相談しやすそうか見くらべるとよい

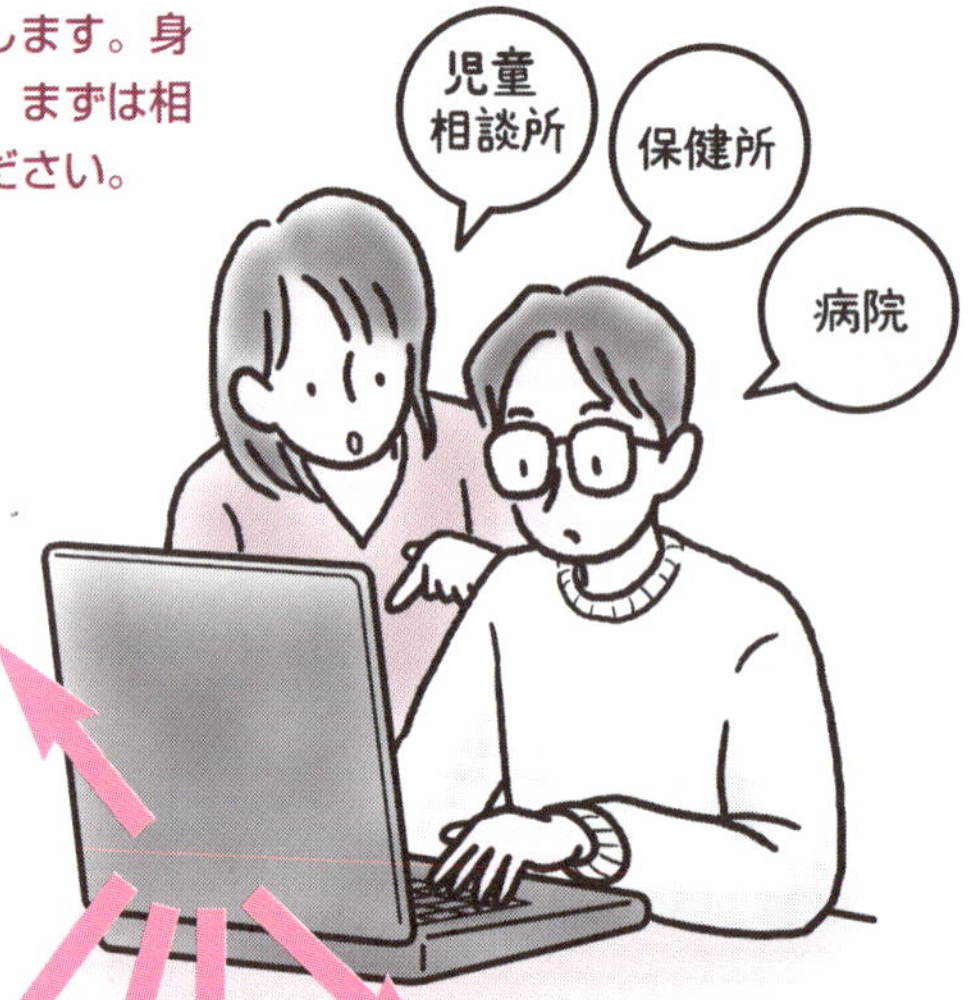

子どもの状態を詳しく知りたい

病院・療育センター

子どもの発達や障害について検査し、助言もおこないます。必要に応じて専門の医療機関や訓練機関を紹介しています。

18歳未満の子ども全般

児童相談所

子どもに関するさまざまな相談に応じてくれます。就学前の子どもに関する相談で、最も利用されています。

相談機関によって、担当する業務は少しずつ違うが、知的障害についての一般的な相談なら、どこでも対応している

障害への援助について

福祉事務所

社会福祉の総合的な行政機関で、都道府県や市に設置されています。障害に関する相談だけでなく、施設入所の措置などもおこないます。

18歳以上の障害者全般

知的障害者更生相談所

都道府県や市に設置されています。知的障害がある人の医療や職業判定などについて相談、指導をおこなっています。

障害がある子全般

保健所

広く住民の健康についてサービスをおこなう機関です。保健師が、子どもの発達や障害がある子の療育相談などに応じています。

相談機関は利用のしやすさで選ぶ

乳幼児健診で障害がみつかると、医療機関で検査や治療がおこなわれるので、親は治療や療育について相談をすることができます。

しかし、障害についての不安は治療や療育だけではありません。子育ての不安やストレスを抱えた親が支援をうけたり、サービスの活用についての情報をえたりすることは、とても重要なことです。

知的障害がある子どもにかかわる相談の窓口はたくさんあるので、いくつか相談してみるとよいでしょう。

子どもをとりまく問題

子どもの成長とともに、子ども自身や家族はさまざまな問題に直面します。教育や就職、人権など、専門的な相談に応じている窓口も知っておきましょう。

仕事について

障害者が就職する場合に必要な技能の訓練や、就労状況などの情報について知りたいとき
↓
地域障害者職業センター

教育について

特別支援学級や特別支援学校など、どこで、どのような教育をうけるのがふさわしいか迷ったとき
↓
教育委員会・特殊教育センター

地域内での相談について

地域での暮らしで、何か困ったことが起こったとき、ボランティアなどの支援がほしいとき
↓
知的障害者相談員
(各市区町村の福祉課で紹介してくれる)

人権の問題について

障害があることで、社会や職場などから差別や人権侵害、虐待をうけたとき
↓
人権相談所・障害者110番

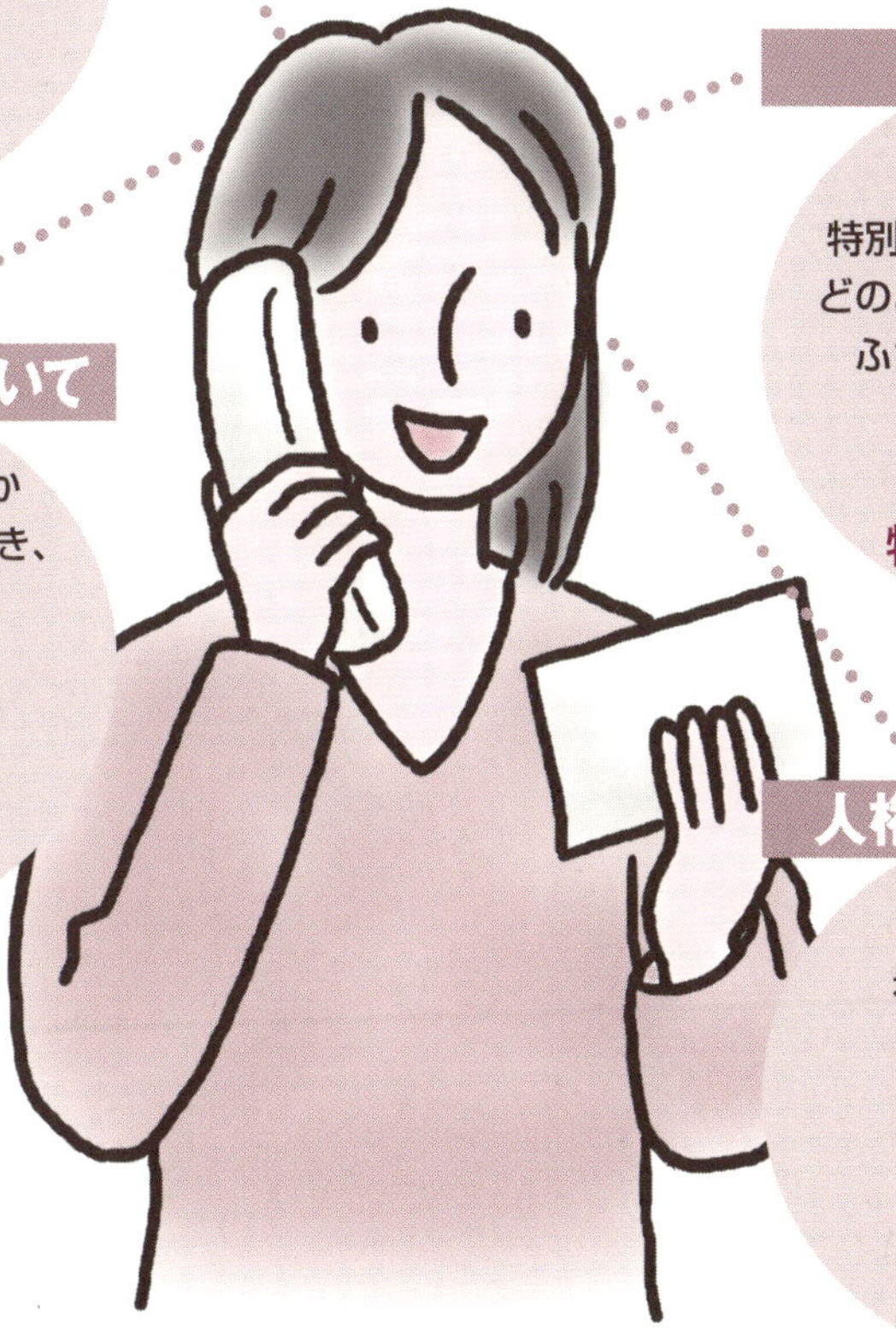

公的な機関を利用するときは、事前に予約をしておくとよい。電話で事前に話をしておけば、相談もスムーズに進む

知的障害を含む発達障害が増加している!?

発達障害と診断される子どもの増加

最近まで、発達障害と診断される子どもの多くは、知的障害がある子どもでした。成長の過程で、年齢相応の発達がとげられていないものが発達障害であり、知的障害はその代表的なものといえます。

しかし発達障害で、ＬＤやＡＤ／ＨＤなど、部分的な発達の遅れにも注目が集まるようになるにつれて、病院で発達障害と診断される子どもの数はじょじょに増えてきています。

というのも、これまで知的障害ばかりが問題視されて、その他の発達障害がある子どもは「少しかわった子ども」と考えられる程度ですんでいました。しかし、こうした発達障害にも目がむけられるようになり、自分の子どももそうかもしれないと考えた家族が、病院を訪れるようになったからだといわれます。

発達障害にもさまざまなものがあるとわかったことで、その対応方法も多様になってきました。それぞれの障害にあった対応で、子どもの能力を伸ばしてあげられるような教育が必要になっているのです。

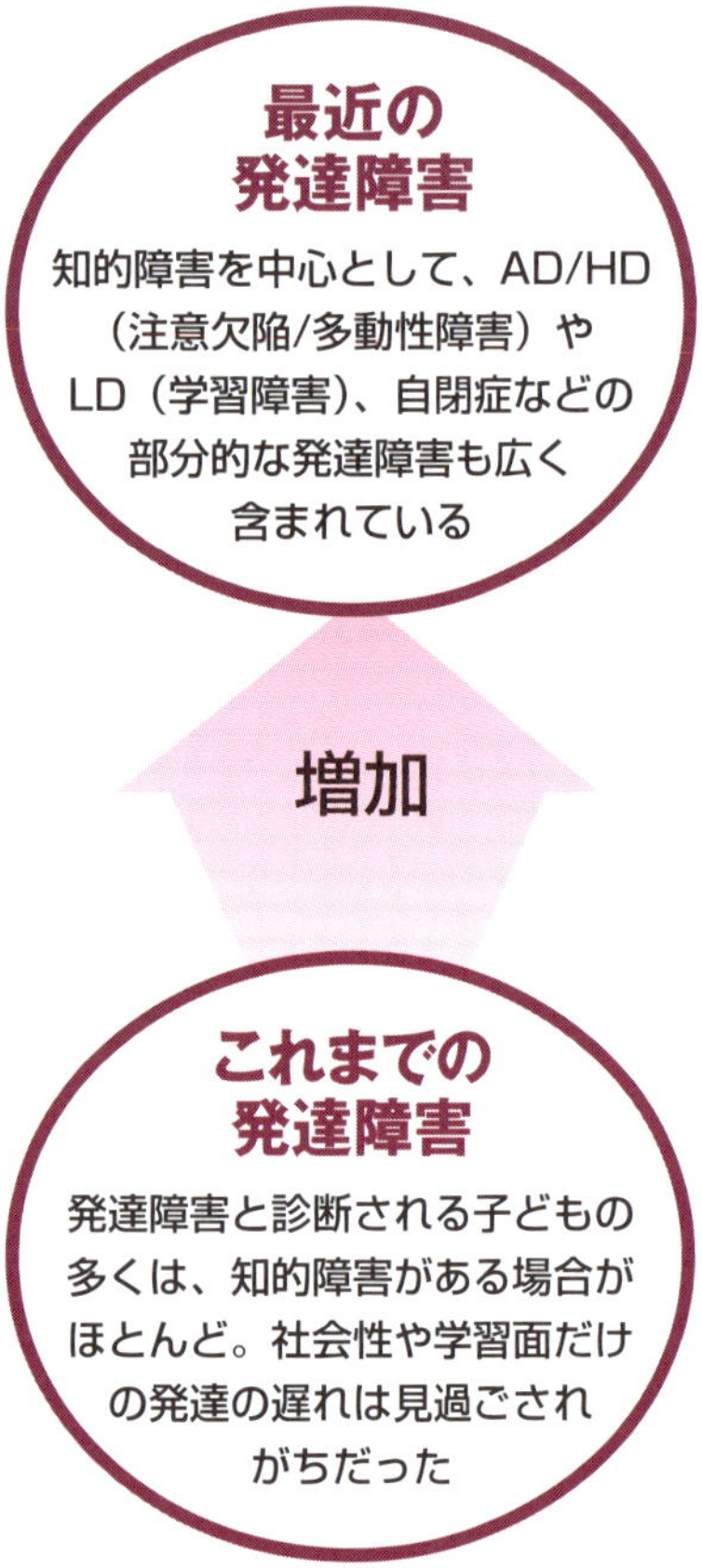
最近の発達障害
知的障害を中心として、AD/HD（注意欠陥/多動性障害）やLD（学習障害）、自閉症などの部分的な発達障害も広く含まれている
増加
これまでの発達障害
発達障害と診断される子どもの多くは、知的障害がある場合がほとんど。社会性や学習面だけの発達の遅れは見過ごされがちだった

3

子どもと むきあうために

家族として、知的障害がある子どもに
どう接していけばよいのでしょうか。
子どものよりよい成長をうながすための
具体的な対応法や工夫についてみていきましょう。

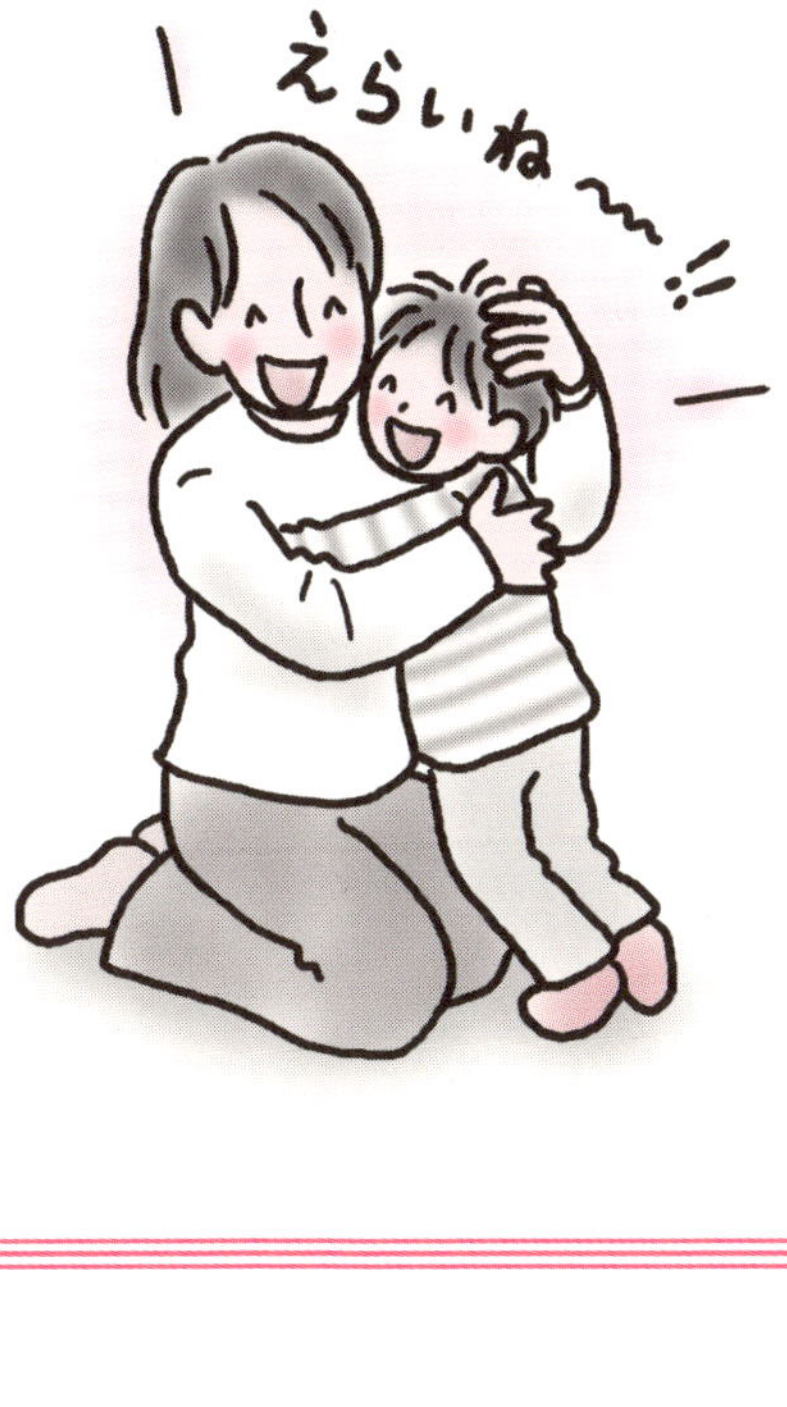

家族

家族で協力して子育てをしよう

子どもにとって、家族は最初の「社会」といわれます。母親ひとりががんばるのではなく、家族で協力することが、子どもの成長にとって重要です。

親も子どもも一歩一歩成長していく

子どもに障害があるとわかったとき、多くの親はショックをうけます。最初は、子どものありのままの姿をうけいれられない場合がほとんどですが、一進一退しながら、親も子も成長していきます。

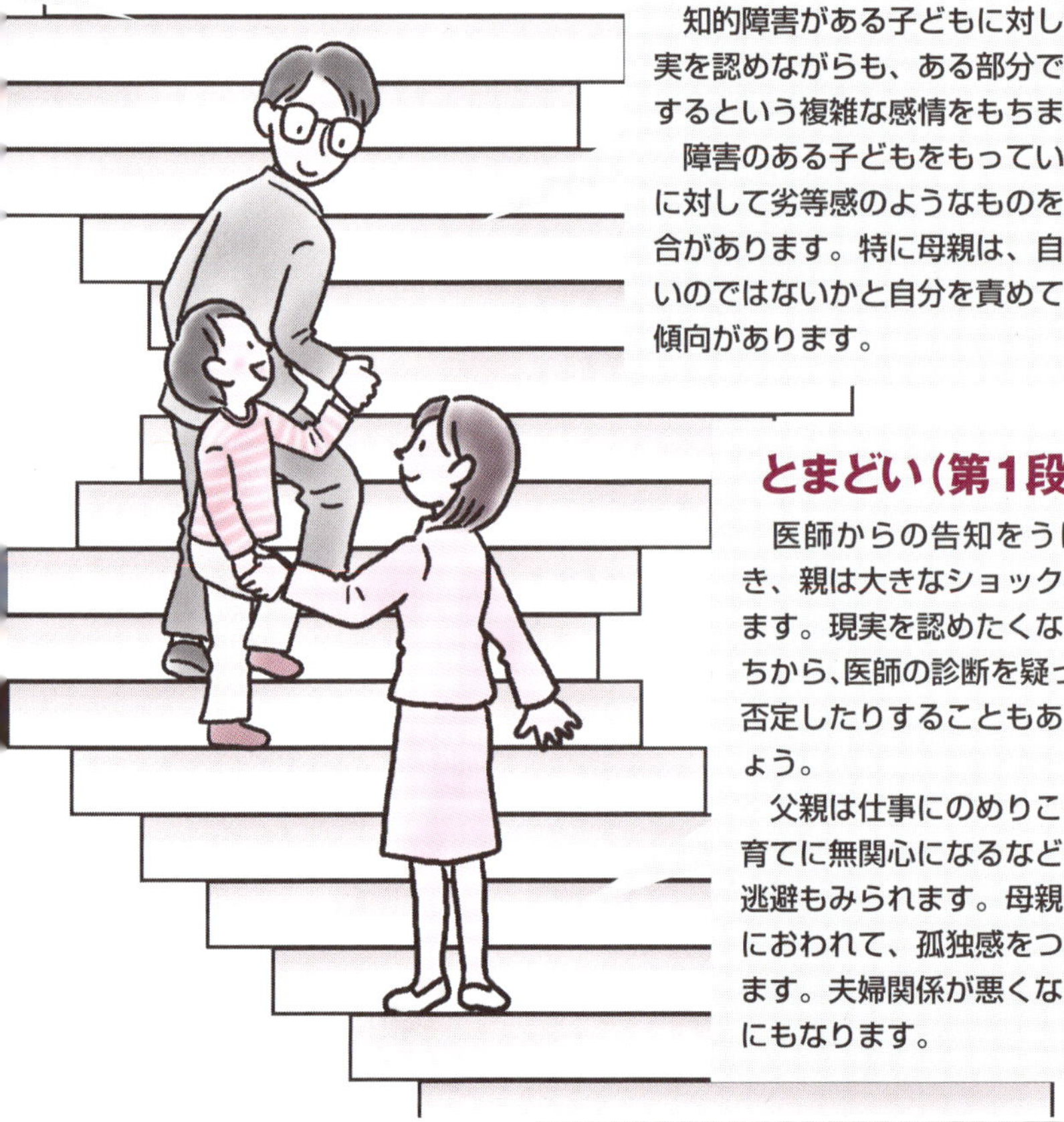

医師からの告知

とまどい（第1段階）

医師からの告知をうけたとき、親は大きなショックをうけます。現実を認めたくない気持ちから、医師の診断を疑ったり、否定したりすることもあるでしょう。

父親は仕事にのめりこみ、子育てに無関心になるなど、現実逃避もみられます。母親も育児におわれて、孤独感をつのらせます。夫婦関係が悪くなる原因にもなります。

深い悩み（第2段階）

知的障害がある子どもに対して、現実を認めながらも、ある部分では否定するという複雑な感情をもちます。

障害のある子どもをもっていることに対して劣等感のようなものを抱く場合があります。特に母親は、自分が悪いのではないかと自分を責めてしまう傾向があります。

親も子も、一段一段階段をのぼるように成長する

少しずつ子どもへの理解を深める

障害がある子どもの親が、最初の困惑から立ち直り、現実をうけいれられるようになるまで、かかる時間は人それぞれです。

あせらずに、今、親としてできることをみつめ、少しずつでも進んでいく姿勢が大切です。

現実をうけいれる（第3段階）

子育てを続けていくうちに、親は子どもの障害をよく理解し、ありのままの姿をうけいれられるようになります。

また、障害のあるなしにかかわらず、その子の人間としての価値に気づきます。そして、周囲の協力をえながら子育てに励んでいくことができるようになります。

子どもの成長には家族の協力が欠かせない

子育ては、障害の有無にかかわらず、母親だけの力では無理があります。まして障害がある子どもは、特別なサポートが必要となるため、よりいっそう夫婦での協力が必要です。祖父母、兄弟姉妹の理解や支援があれば、もっと楽に子育てができます。

子ども自身にとっても、自分をうけいれ、信頼関係を結ぶことができる家族の存在は、成長していくうえで不可欠です。

家族全員で育てるという意識をもつ

子育ては、母親ひとりが抱えこむものではなく、家族みんなで協力するものです。互いに不安や悩み、喜びを共有し、ときには息抜きができるような態勢をつくるようにしましょう。

夫婦の協力

父親は、母親がゆったりとした気持ちで子育てができるように、子どもの遊び相手になるなど、積極的に子育てに参加しましょう。夫婦が仲良くしていることは子どもにもよい影響を与えます。

祖父母の理解

祖父母のなかには、障害がある子どもに対して拒否反応をもつ人もいます。夫婦は協力して、少しずつでも理解がえられるように働きかけていきましょう。

祖父母が育児にかかわることで、子どもの面倒をみる人が増え、子どもにもよい刺激になる

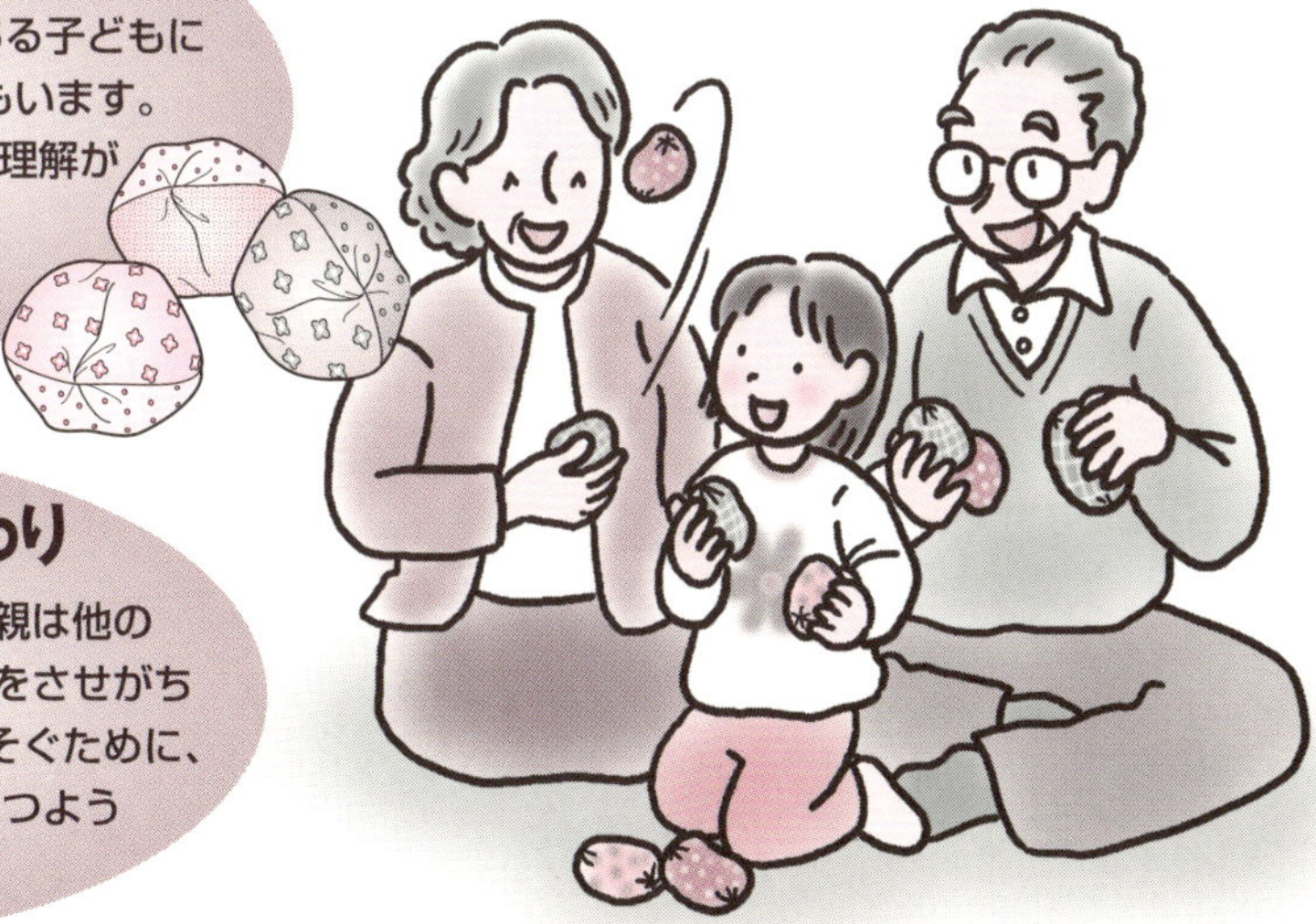

兄弟姉妹とのかかわり

家族に障害のある子がいると、親は他の兄弟姉妹を後回しにして、がまんをさせがちです。どの子にも平等に愛情をそそぐために、兄弟姉妹とも1対1の時間をもつように心がけましょう。

環境

まわりの環境しだいで子どもの成長も変化する

子どもを育てていくには、環境を整えることが大切です。知的障害がある子どもは、環境に適応する能力が低いので、能力にあわせた環境を考えてあげましょう。

子どもは周囲の影響をうけて育つ

生まれたばかりの赤ちゃんは、いろいろなことばを習得できる可能性をもっています。しかし、子どもが親と同じことばを身につけるのは、まわりの人が話すことばに影響をうけるからです。

子どもは、環境のさまざまな影響をうけて、その環境に適応しようと成長していきます。

子どもを取り囲んでいる環境

親の養育態度や家庭環境は、子どもの成長にとって基本になります。健康を維持すること、教育をうけること、社会とかかわることなども環境です。これらの影響をうけて、子どもは成長し、逆に成長を阻害されることもあります。

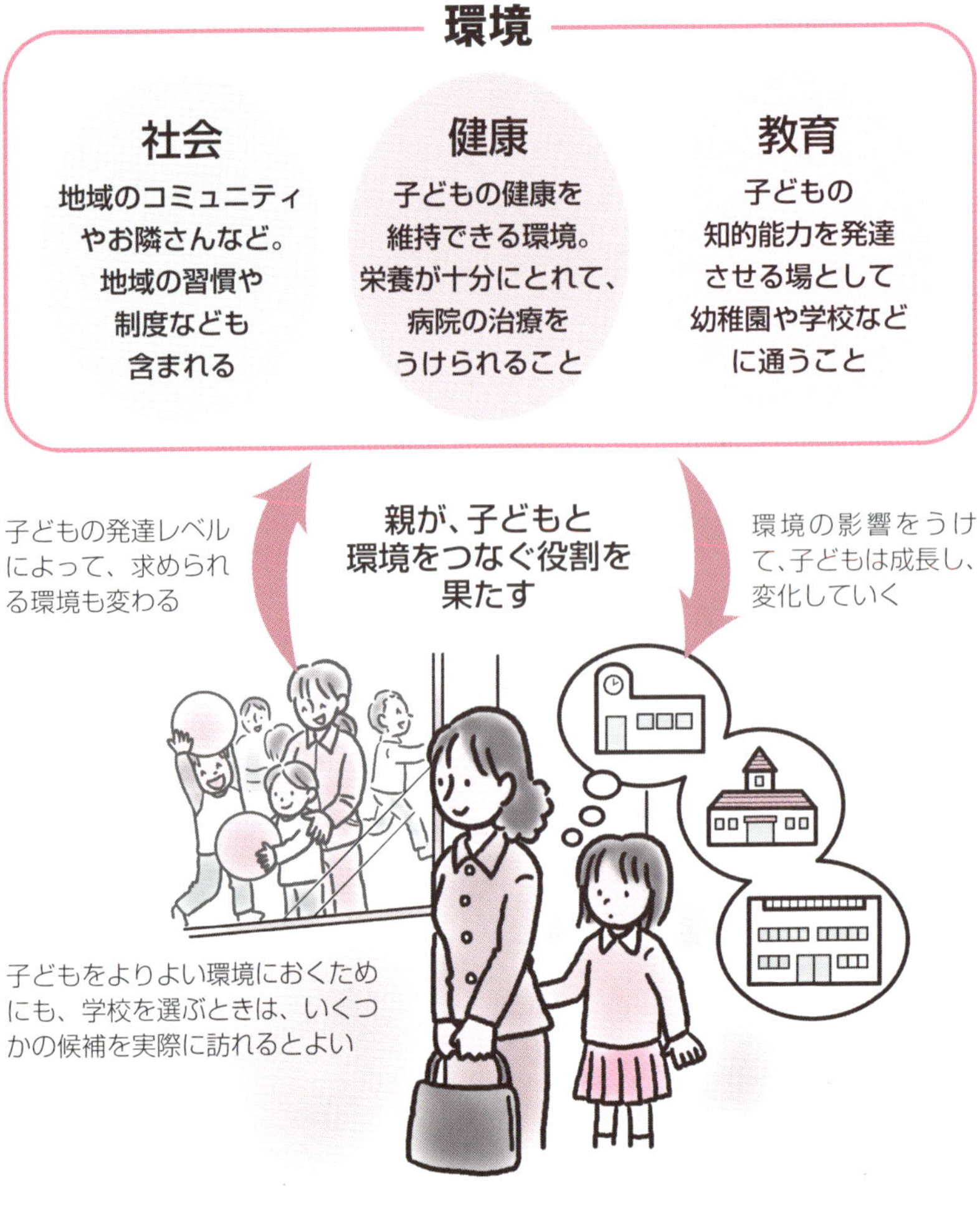

環境
社会
地域のコミュニティやお隣さんなど。地域の習慣や制度なども含まれる
健康
子どもの健康を維持できる環境。栄養が十分にとれて、病院の治療をうけられること
教育
子どもの知的能力を発達させる場として幼稚園や学校などに通うこと
子どもの発達レベルによって、求められる環境も変わる
親が、子どもと環境をつなぐ役割を果たす
環境の影響をうけて、子どもは成長し、変化していく

子どもをよりよい環境におくためにも、学校を選ぶときは、いくつかの候補を実際に訪れるとよい

環境の質を高める3つのキーワード

子どもが健やかに育つには、どのような環境が必要でしょうか。機会、安定、生活の充実という3つのキーワードに注目して、よりよい環境を考えましょう。

環境を安定させる

子どもが安心できる場をもつことです。交通ルールを覚えて危険から身を守る、明日も友だちと遊べるなどの安心感が大切です。

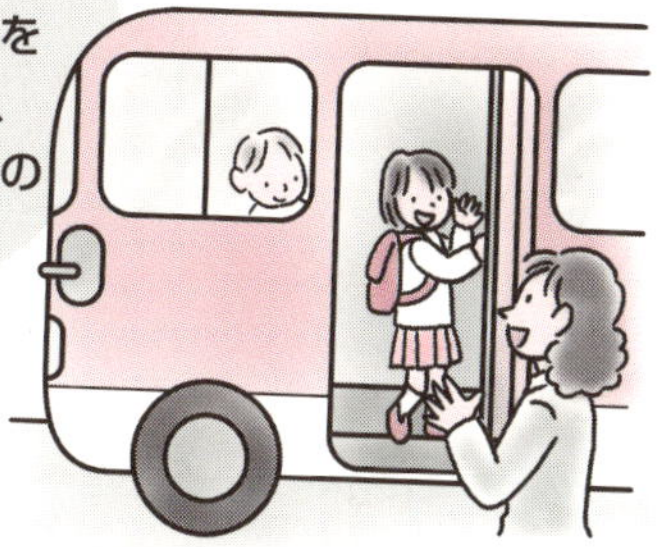

周囲へのアクセスを安定させるために、施設からでている専用バスなどを利用する

生活を充実させる

健康や安全、財産など生活をささえるものにはいつも気を配りましょう。しっかりした親のサポートが必要になります。

成長の促進

機会を与える

学習や仕事、余暇などいろいろなことに取り組む機会を与えることは、子どもにとってよい刺激となります。

子どもにあわせた学習ができるように、学校の先生にきちんと事情を伝えておく

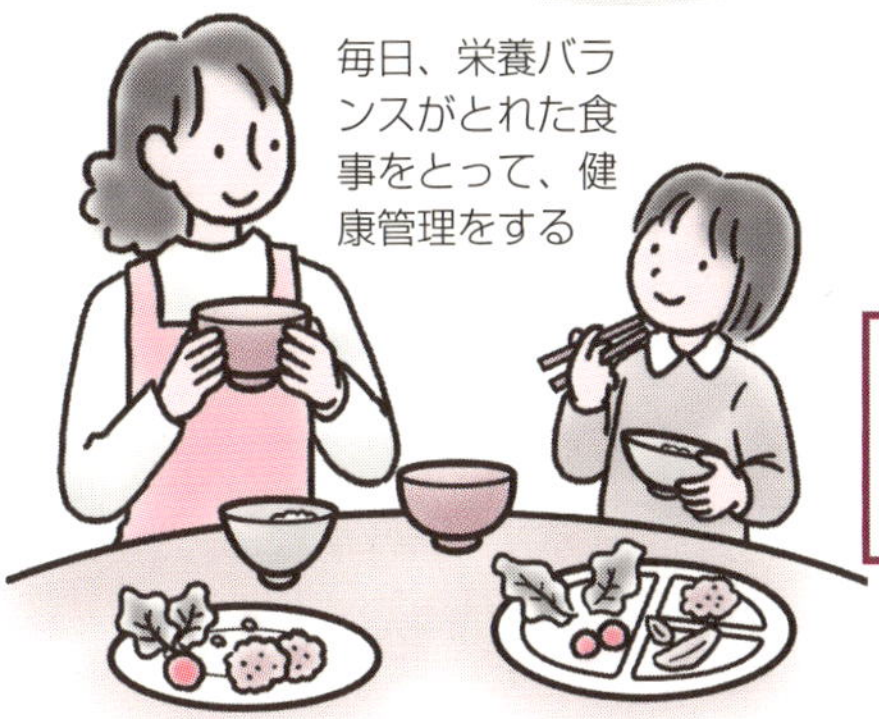

毎日、栄養バランスがとれた食事をとって、健康管理をする

つねにこの3つの観点から、子どもの生活を見直していく必要がある

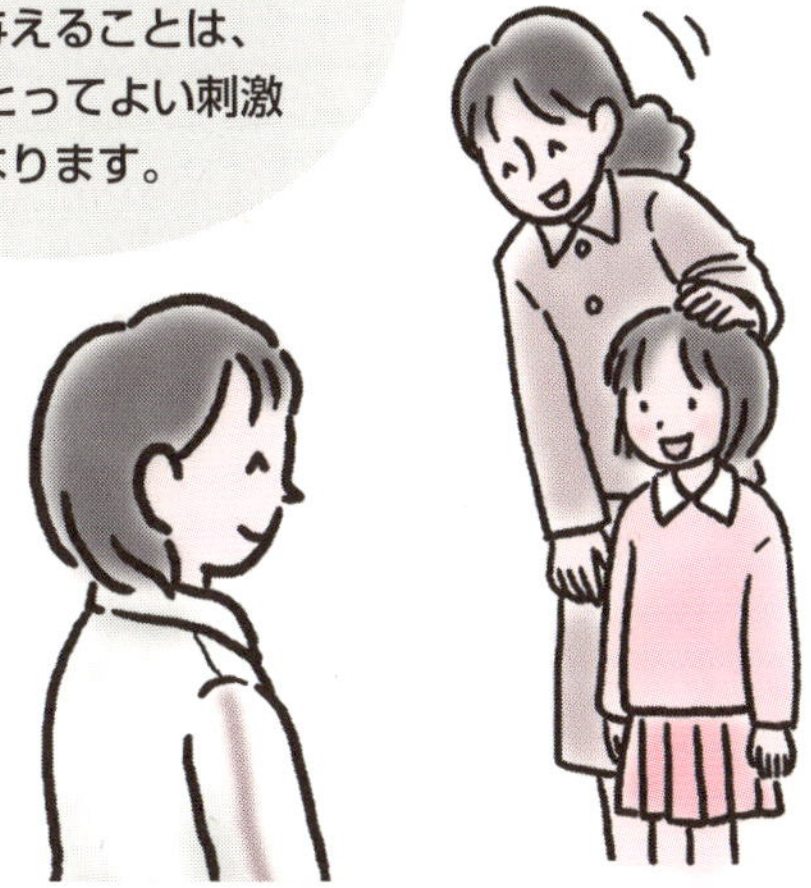

子どもをよりよくしていく

知的障害がある子どもは、環境への適応能力が低いので、さまざまな困難に直面します。しかし、その子にあった環境を整えておけば、うまく暮らしていくことは可能です。

親は、今ある環境に問題はないかをチェックし、専門家のアドバイスを聞きながら、環境を改善していきましょう。

環境の違いで子どもの成長はどう変わる？

環境は、子どもの成長や能力に大きくかかわります。

たとえば、いつも雪や氷に接して暮らしているイヌイットは、「白」という色のさまざまな違いを見分けることができるといいます。反対に、視力に障害がない子でも、生後初期に長期間、眼帯をしていると、弱視になってしまうことが報告されています。

行動

子どもの得意・不得意を見極める

知的障害がある子どもは、全般的に発達が遅れます。しかし、時間はかかっても発達はしています。日ごろの子どもの行動を観察し、成長過程を見守りましょう。

毎日、接している親だからわかる子どもの変化

障害があるからといって、「何もできない」わけではありません。子どもの小さな変化を見逃さず、きちんと評価していくことが、次の成長につながります。

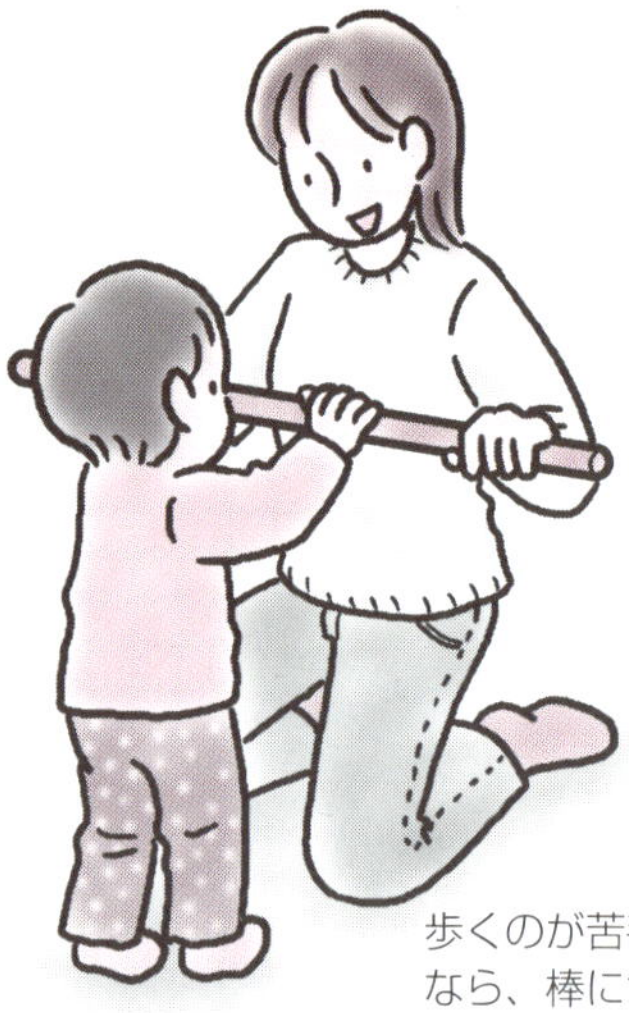

歩くのが苦手なら、棒につかまらせて足を動かす練習から始める

学習面

学習面の発達は、ことばの変化が目安になります。問いかけに反応できるか、意味を理解しているかなどに注意しましょう。

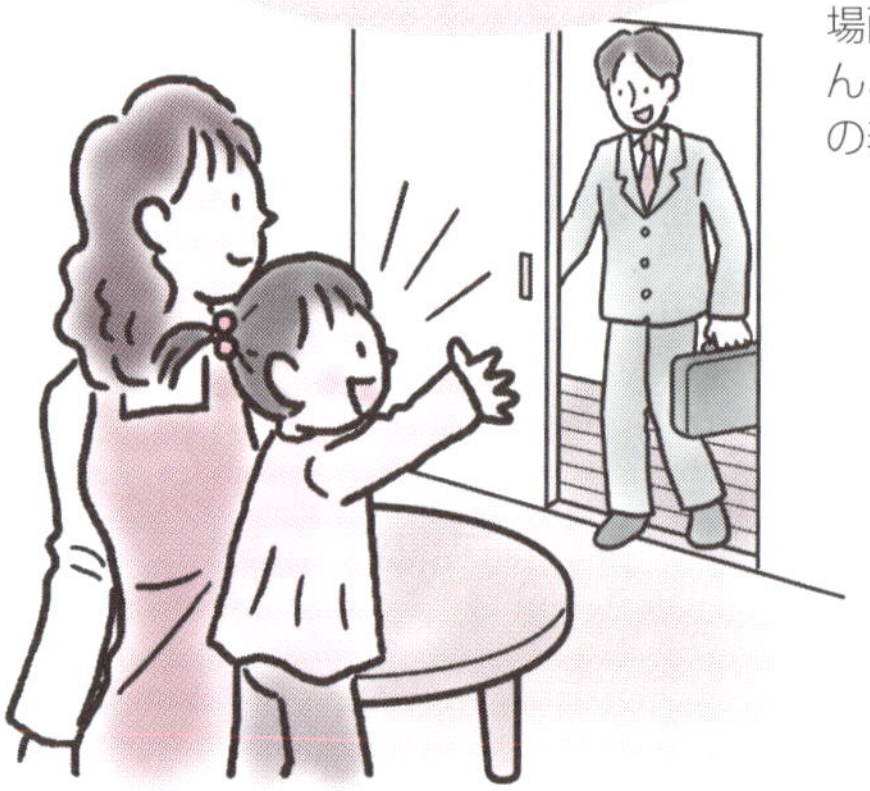

単語を話せるようなら、場面にあわせて「お父さん、来た」など二語文での表現を練習させる

運動面

体をうまく動かせているかに注意しましょう。歩く、片足立ちでバランスをとる、ボールを投げるなど、何ができて何ができないのかで判断してください。

子どもは一歩一歩、力をつけながら進んでいく

子どもは、ひとつひとつ段階をふみながら発達していきます。「できてうれしい」という体験が子どもの自信になり、それがたしかな発達へとつながっていくのです。

知的障害がある子どもでも、基本的には同じです。しっかりとした周囲のサポートがあれば「できてうれしい」という成功体験をえることができます。

子どもが自信をもって自分から行動できるように、親や周囲の人が、ある程度、手を貸してあげる必要があります。そのためには、子どもの成長段階を把握し、どこまで手を貸せばよいかを知ることが大切です。

子どもの行動を記録しておこう

子どもの成長は、その子の行動をみることで判断できます。記録をとることで、より明確になります。

記録は医師の診察の際にも役立ちます。

行動目録法

事前に、子どもの行動で確認したい項目を用意しておく方法です。実際に行動がみられたら、準備しておいた記録用紙にチェックしていくようにします。

■長所……確認したい行動が何回みられたか一目でわかる

■短所……事前に設定したチェック項目以外の行動は、記録に残しにくい

映像に残すのも効果的

ビデオカメラなどで子どもの行動を撮影しておけば、あとからくり返しみることができます。他の記録法と一緒に利用すれば、より詳しく行動をみることができます。

行動描写法

子どもの行動を、時間の流れにしたがって記録する方法です。文章で自由に記述するので、あいまいな表現は避け、だれが、どのような状況で、どんな行動をとったのかを明確に書くのがポイントです。

■長所……行動を時間にそって把握することができる

■短所……ある観点から行動を分析するときには問題がみえにくい

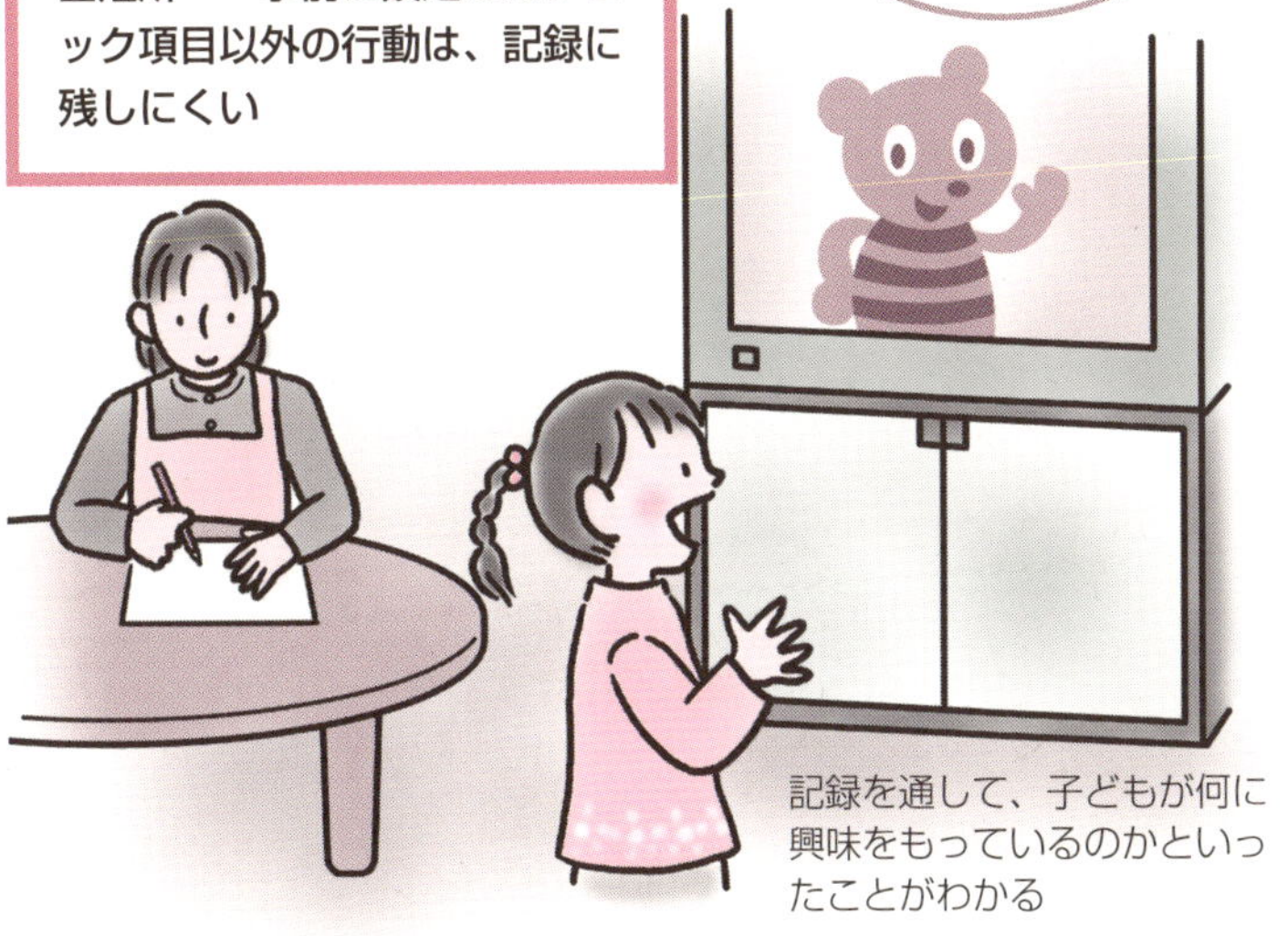

記録を通して、子どもが何に興味をもっているのかといったことがわかる

知的障害がある子どもにみられるくり返す動作

体を前後左右にゆすったり、眼球を指で押して刺激したり、手のひらをひらひらさせるなど、意味のない行動を何度もくり返すことを、「常同行動」といいます。

自閉症や知的障害がある子どもによくみられる問題行動のひとつです。

常同行動は、緊張状態にあるときに起こる場合もあるし、周囲からの働きかけがあまりないときに、自分に刺激を与える行動だともいわれています。また、自閉症の子どもは、光や音、においの刺激に過敏に反応するため、こうした刺激から身を守ろうとして常同行動をとるともいわれています。

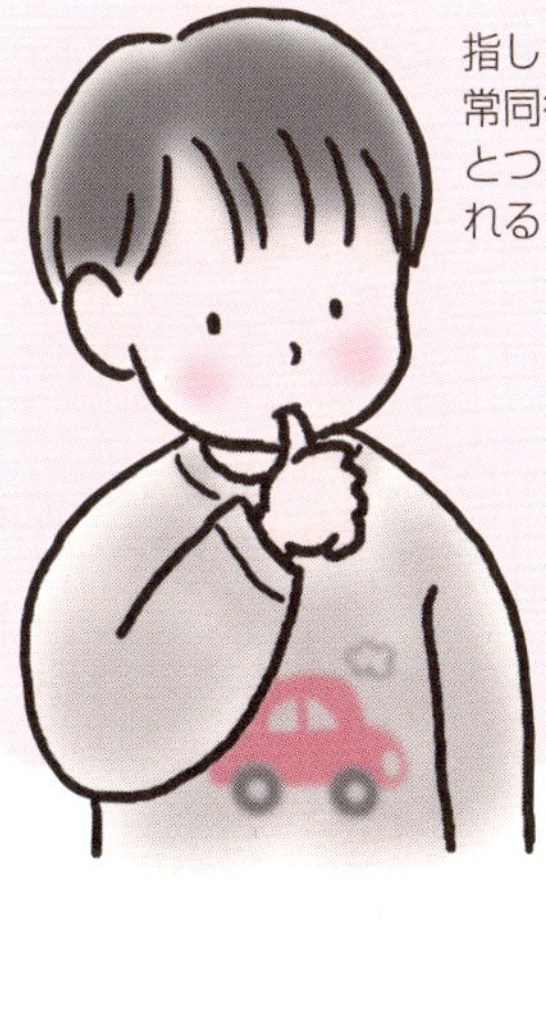

指しゃぶりも常同行動のひとつと考えられる

ほめる

ことばと身振りでわかりやすくほめよう

子どもは「ほめて育てる」が基本です。これは、知的障害がある子どもにもあてはまります。子どものやる気を引きだし、望ましい行動へと導いていきましょう。

アドバイス

子どもに覚えさせたい行動

食事や排泄、着替えなどの身辺処理、社会のルールなど、子どもの成長にあわせて、覚えさせたいことはいろいろあります。まずはひとつ、何を覚えさせたいのか目的を決めましょう。

ほめることは子どものやる気を育てる

知的障害がある子どもに、身のまわりのことや幼稚園・学校でのルールなどを教えたいときには、上手にほめて、やる気をださせることです。ひとつひとつ根気よく教えることが大切です。

行動

身のまわりのことなど、親から教えられたことを実行し、ひとりの力で行動した

ほめられたい

もっとほめられたいと思うようになり、ほめられた行動を自発的にするようになる

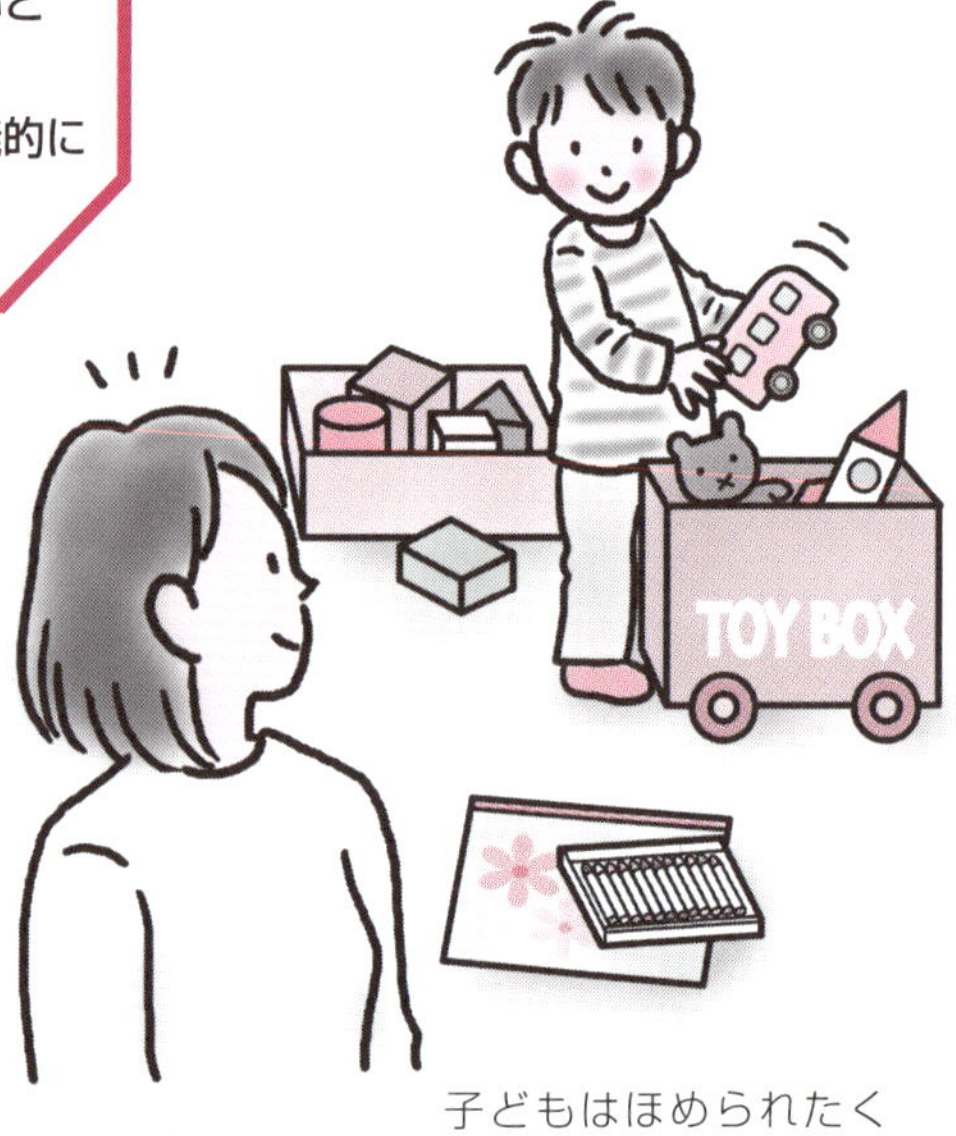

子どもはほめられたくて、親に視線を送ってくる。それにきちんと気づいてあげられるように

アドバイス

子どもの行動が定着するまで

一度ほめただけとか、気まぐれにほめるのでは、行動は定着しません。子どもは何度も行動をくり返すので、それを見逃さず、そのたびにほめることが大切です。行動が定着し始めたら、少しずつほめる回数を減らしていくとよいでしょう。

ほめられていると伝わるように、笑顔で抱きしめるなど、わかりやすくほめる

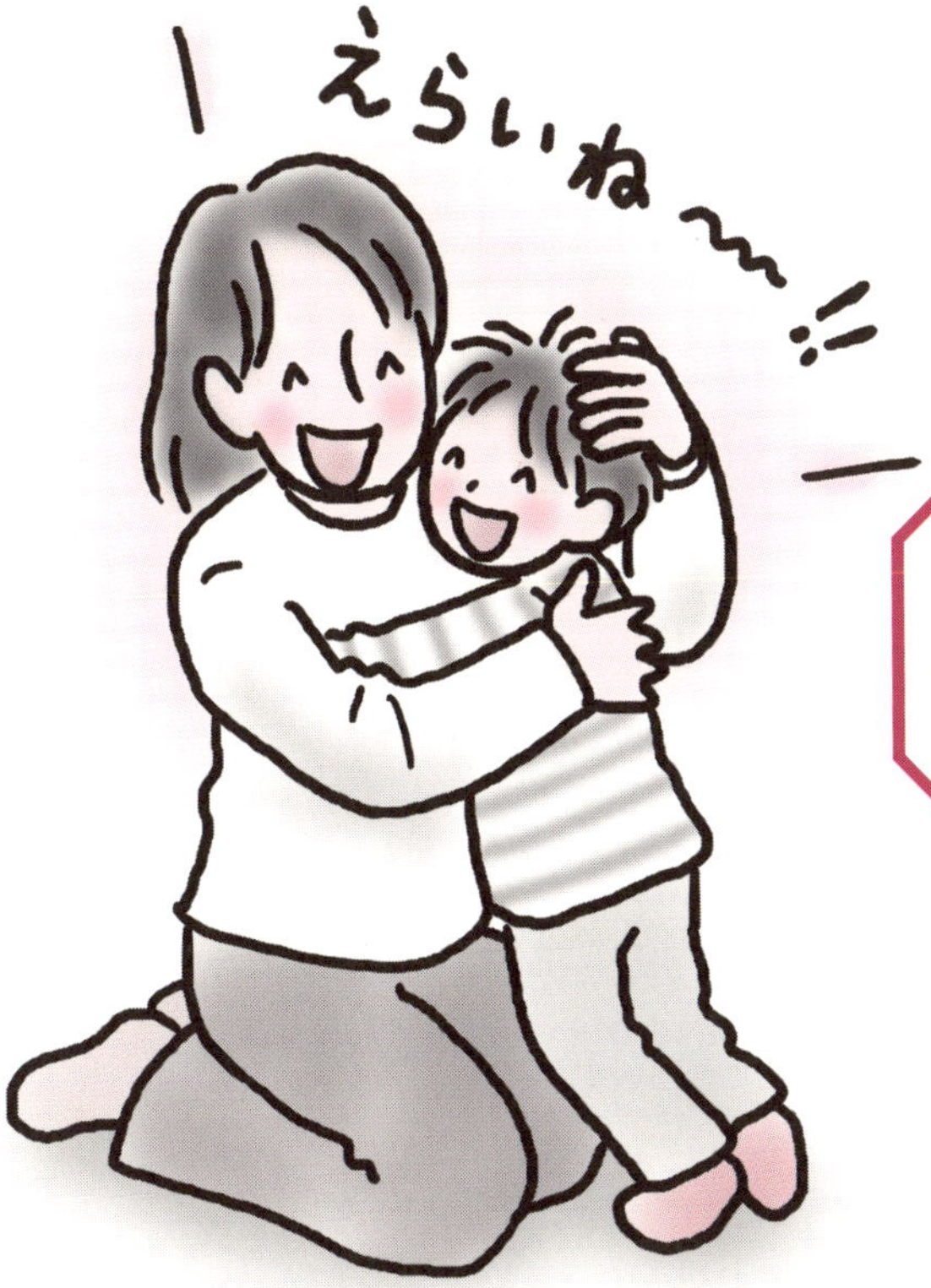

アドバイス

ほめ方のポイント

ほめるときは、子どもが何をほめられているのかわかるようにしましょう。行動のあとすぐにほめるようにします。時間がたつと、何をほめられているのかわからなくなってしまうからです。大げさにほめるくらいがよいでしょう。

ほめられる

自分の行動をほめてくれているのだということがわかると、ほめられた自分の行動を意識するようになる

ほめられることがうれしい

ほめられて「うれしい」「気持ちいい」と感じることで、自分のした行動もよいことだと認識する

アドバイス

子どもにうれしいと感じさせる

子どもに喜びを感じてもらうには、子どもがうれしいと思う〝ごほうび〞を与えるとよいでしょう。ことばでほめるだけではなく、おやつなど子どもが好きなものをあげるのもひとつの工夫です。

ほめ方ひとつで子どもの成長が変わる

知的障害がある子どもは、どんな行動が望ましいのかを、状況や社会のルールに照らして判断することが苦手です。

しかし、親にほめてもらった行動ならば、もっとほめられたいという気持ちから、自発的に望ましい行動をとるようになります。

ほめる方法については、家庭だけでなく、幼稚園や学校とも話し合い、共通する方法を決めておくとよいでしょう。

しかる

ダメなことははっきりダメといおう

子どもに、よいことと悪いことを教えるのは親の責任です。特に命にかかわる危険や、他人を傷つける行動があったときは、厳しく教えることも必要になります。

子どもの周囲には危険がいっぱいある

家の中には、危険なものがたくさん。放っておくと重大な事故やけがにつながるおそれがあります。身近な"危険地帯"をあげてみましょう。

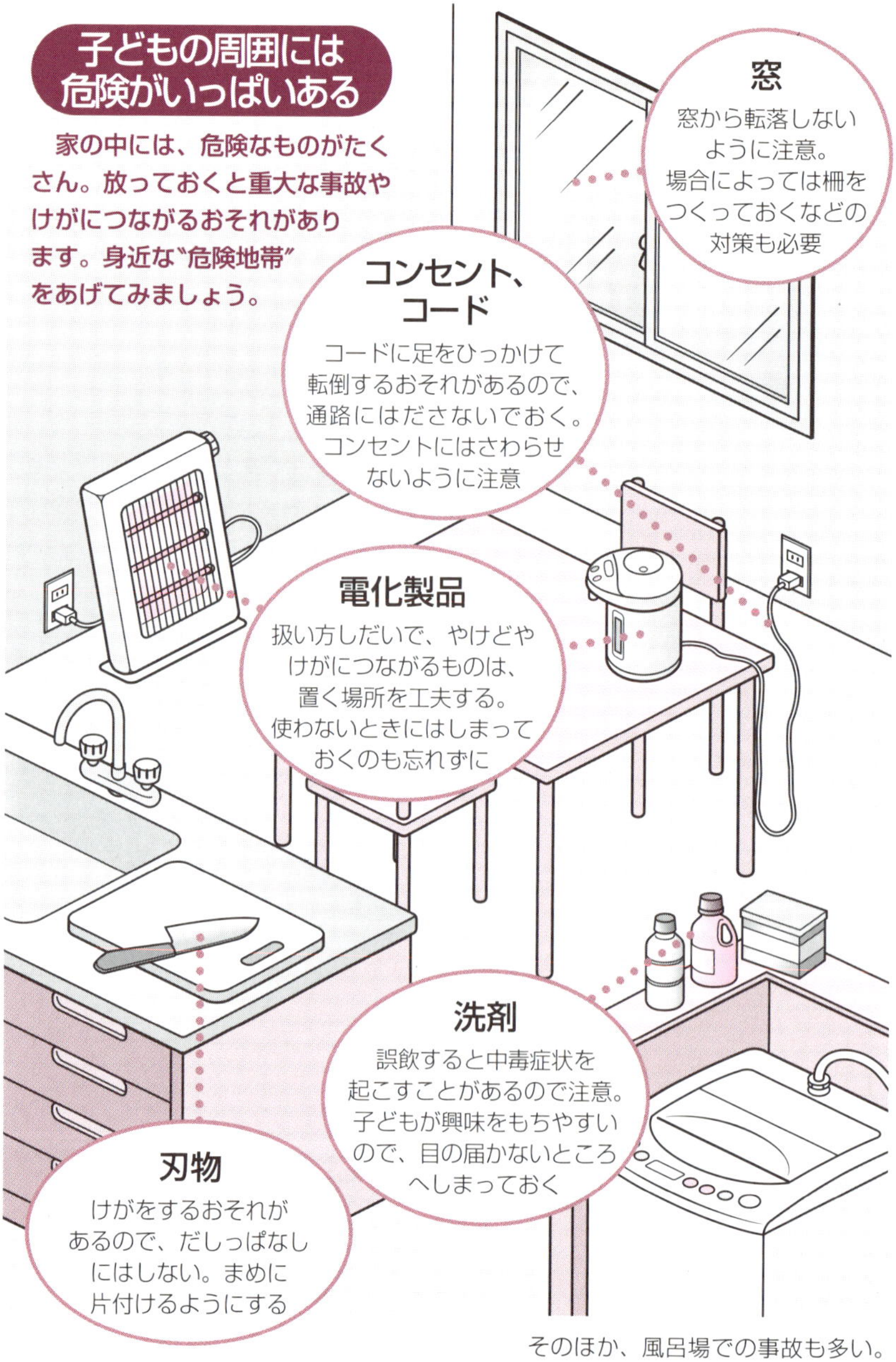

窓
窓から転落しないように注意。場合によっては柵をつくっておくなどの対策も必要
コンセント、コード
コードに足をひっかけて転倒するおそれがあるので、通路にはださないでおく。コンセントにはさわらせないように注意
電化製品
扱い方しだいで、やけどやけがにつながるものは、置く場所を工夫する。使わないときにはしまっておくのも忘れずに
洗剤
誤飲すると中毒症状を起こすことがあるので注意。子どもが興味をもちやすいので、目の届かないところへしまっておく
刃物
けがをするおそれがあるので、だしっぱなしにはしない。まめに片付けるようにする

そのほか、風呂場での事故も多い。浴槽に残った水で溺れることがある。風呂場は、しっかりと扉を閉めるようにして、使わないときはこまめに水を抜くようにする

ときには厳しくしかることも必要

　してはいけないことや、危険なことは、きちんと教える必要があります。実際にやってしまった場合は、厳しくしかるようにしてください。

しかる必要がある場合

　子どものまわりから危険なものを除いておくことは大切です。しかしいずれは、子どもに危険なものやルールを覚えさせなければなりません。危険なもの、事故につながるような行為など、具体的に何がダメなのか、わかりやすく教える必要があります。

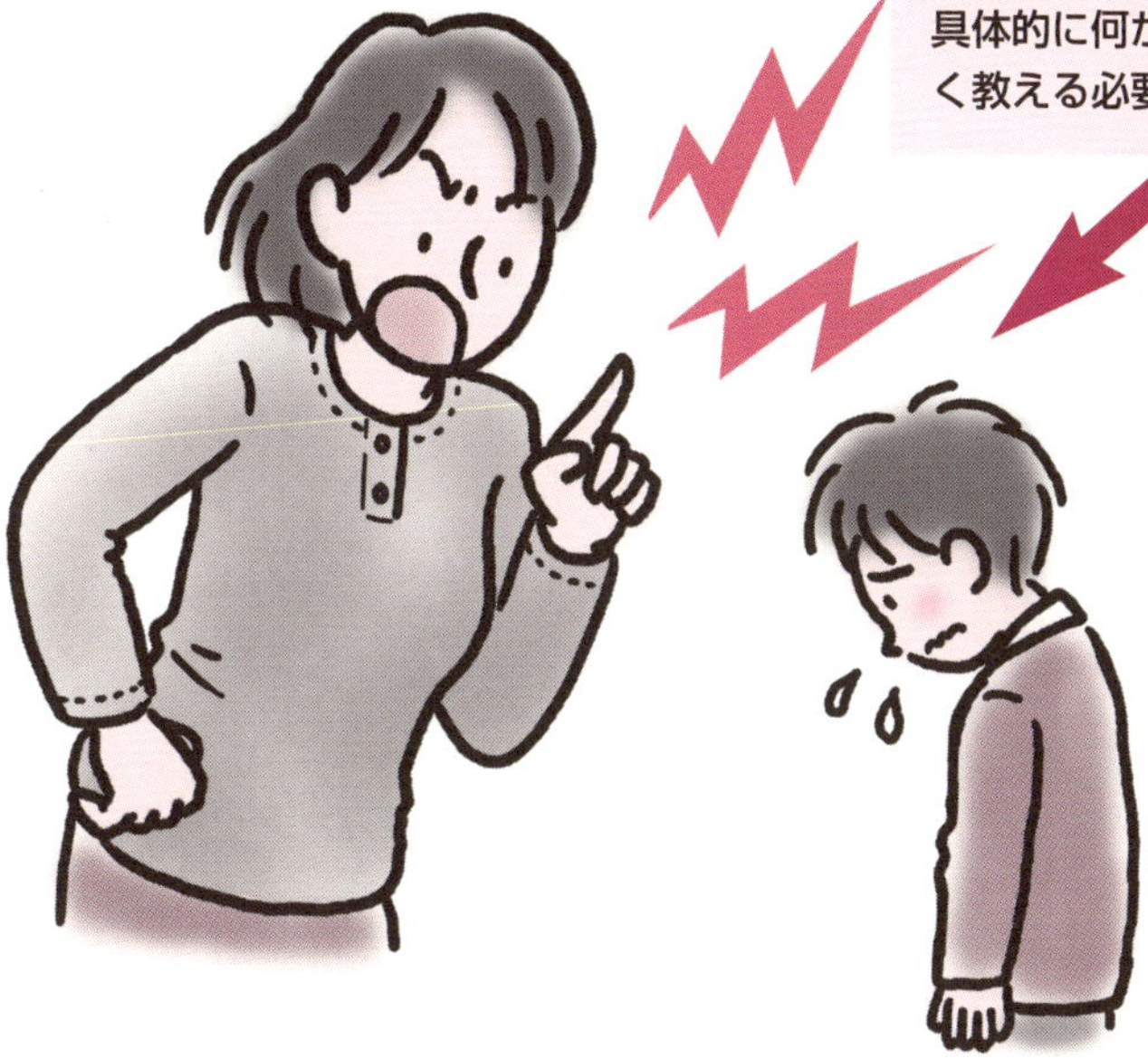

子どもが実際にいけないことをしてしまったら

ほめるときと同様に、しかられていることがはっきりわかるように強くしかる

ポイント

強いことばで、何がダメで、どうすればよかったのかをいって聞かせる

しかる基準を明確に決めておく

安全への指導は徹底する

　知的障害がある子どもは、何が危険であるのか、状況を判断することが苦手です。子どもの身を守るためにも、安全には十分注意しましょう。

　家の中の危険なものや危ない行為、交通ルールなど、ひとつひとつ教えてあげてください。

子どものためを思ってしかる

　子どもに何かを覚えさせるには、しかることも必要です。なかには、しかることに抵抗を感じる人もいますが、子どものためを思えばこそ、しかることで行動を改善しなければならない場合もあります。

　ただし、親のイライラのはけ口にしたり、気分しだいでしかったりするのはやめましょう。

　しかり方のポイントは「すぐに、わかりやすく」です。よいことをしたらほめ、悪いことをしたら無視をするのもひとつの方法です。

工夫

選択肢を与えて、選択する判断力を養う

自分で選択し、決定することは、自分らしく生きるために不可欠です。親任せではなく、少しでも自分の意思を表現できるように、能力を伸ばしていきましょう。

子どもの意思を尊重しよう

知的障害があると、選択や決定ができないという思いこみがあります。多くの場合、親や保育者が、本人にかわって決定しているのが現状でしょう。

しかし、子どもへのかかわり方を工夫すれば、決して無理ではありません。自分の意思を表現するためのコミュニケーション能力や、選択のための判断力をサポートすれば、子どもの意思を尊重した選択をすることが可能です。

それにはまず、子どもの意思が芽生えるような、安心できる人とのかかわりや、自分の生活を主体的にすごせるような教育をしていくことが大切です。

自己決定力を育てる2つの能力

知的障害がある子どもであっても、自分の意思で物事を選択し、決定する権利があります。

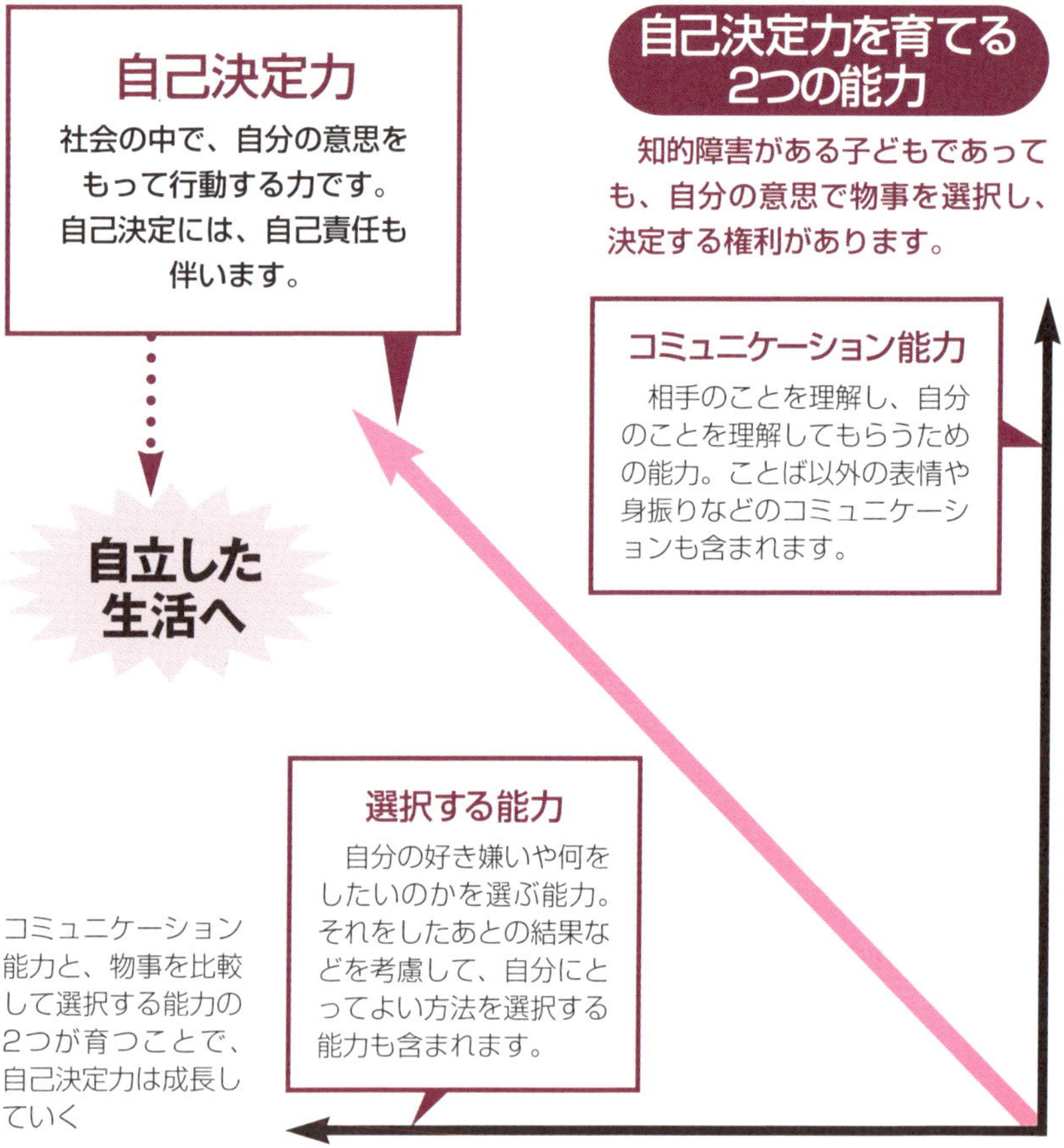

自己決定力
社会の中で、自分の意思をもって行動する力です。自己決定には、自己責任も伴います。
自立した生活へ
コミュニケーション能力
相手のことを理解し、自分のことを理解してもらうための能力。ことば以外の表情や身振りなどのコミュニケーションも含まれます。
選択する能力
自分の好き嫌いや何をしたいのかを選ぶ能力。それをしたあとの結果などを考慮して、自分にとってよい方法を選択する能力も含まれます。
コミュニケーション能力と、物事を比較して選択する能力の2つが育つことで、自己決定力は成長していく

経験すれば、選択する力も身につく

何かを選ぶときには、選択肢が具体的なほうが選びやすくなります。知的障害がある子どもは、経験を通して知識を広げていくので、経験が豊かになるほど、選択する力もついていきます。

ポイント

「何がよい？」ではなく「どちらがよい？」で聞くようにする

選択肢を具体的にわかるようにする

1 どちらかを選ばせる

「何をしたい？」という漠然とした聞き方ではなく、選択肢を示して、選ばせるような聞き方から始めます。

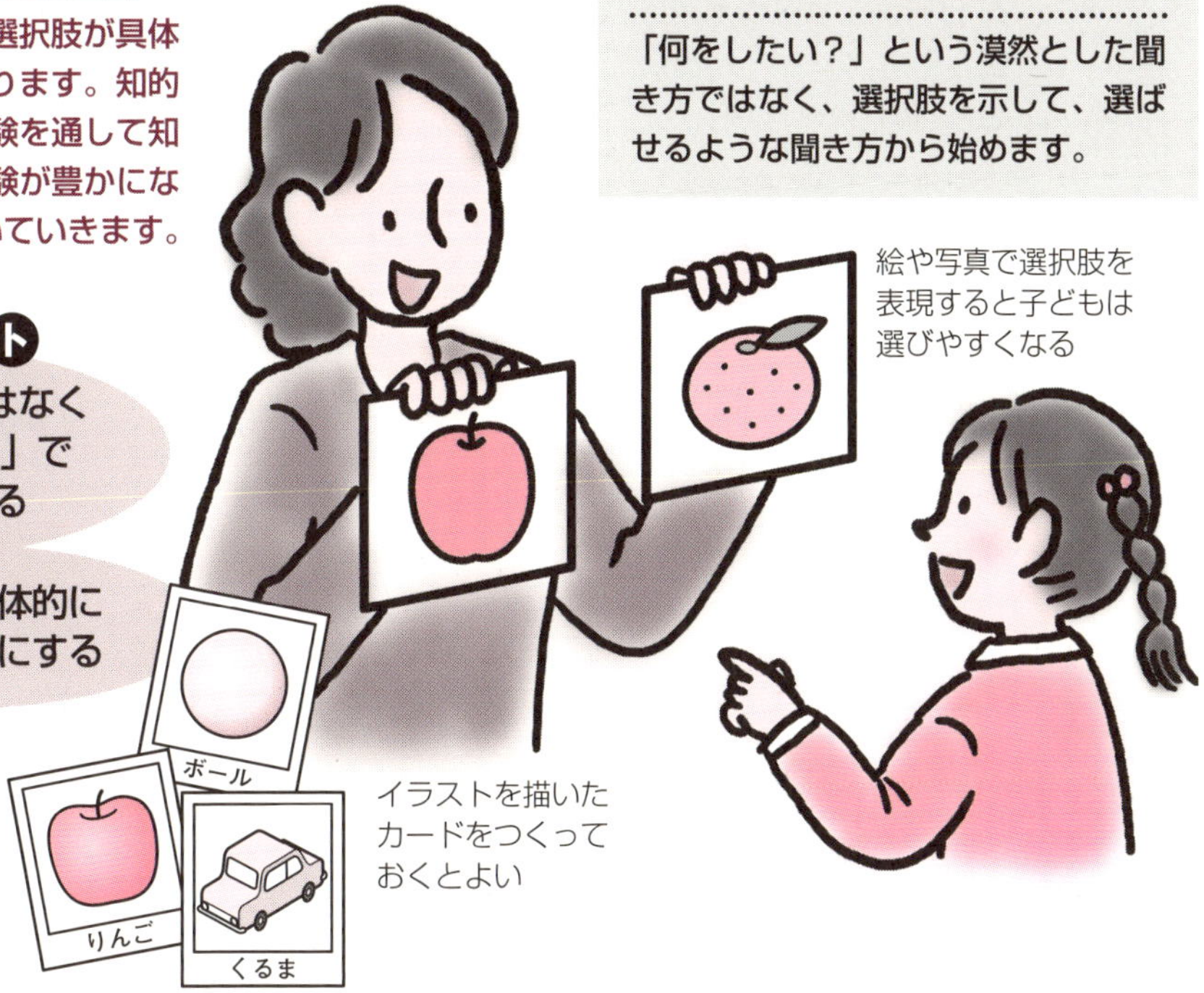

絵や写真で選択肢を表現すると子どもは選びやすくなる

イラストを描いたカードをつくっておくとよい

子どもがゆびさした物をとってあげるなどの反応をする

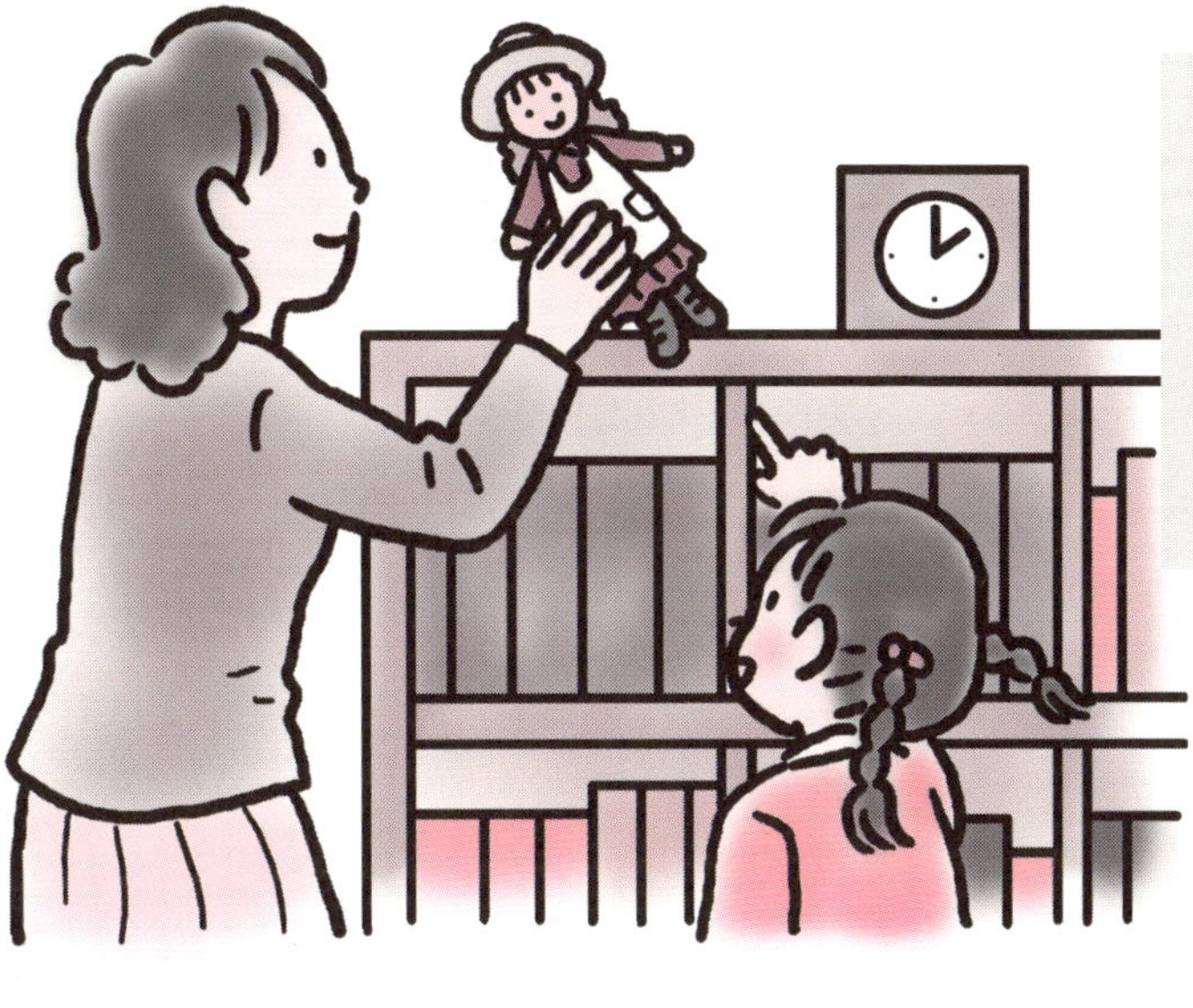

2 子どもの行動に大きく反応する

コミュニケーション能力を育てるために、子どものことばや動き、表情などにも反応し、意思が通じていることを伝えるようにします。

ポイント

子どもの動きに遊び感覚で反応する

生活習慣

身のまわりのことはひとりでさせる

子どもに身のまわりのことを教えるのは、親の大事な仕事です。知的障害がある子どもは、覚えることに時間がかかりますが、根気よく教えましょう。

くり返し教えることが一番の近道

知的障害がある子どもは、指先の細かい運動が苦手です。しかも、行動の意味や目的が理解しにくいため、生活習慣を身につけるまでに時間がかかります。

しかし、何度も練習をくり返せば、ほとんどのことはできるようになります。

また、よい睡眠は、体をつくる成長ホルモンの分泌をうながし、脳に休養を与えます。翌朝の意欲が高まり、食べることや遊ぶことにも積極的になります。

その生活リズムの中で、食事や排泄、着替えなど、ひとつひとつの生活習慣を教えていくのがよいでしょう。

正しい生活リズムを身につけることが先決

自立した生活を送るには、生活リズムを整えることが第一歩です。整った生活リズムが、体や心の発達をうながしてくれます。

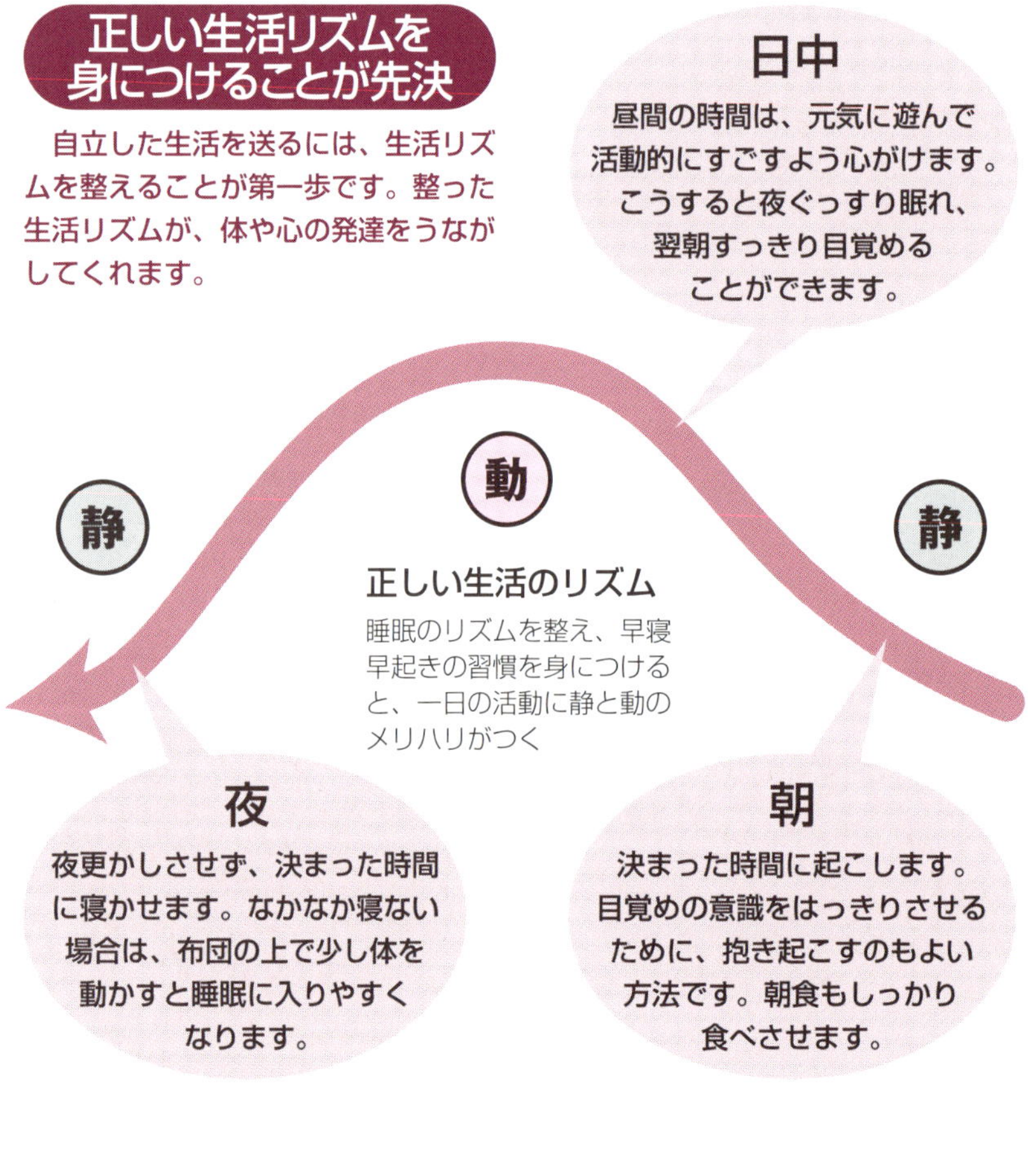
日中
昼間の時間は、元気に遊んで活動的にすごすよう心がけます。こうすると夜ぐっすり眠れ、翌朝すっきり目覚めることができます。
静
動
静
正しい生活のリズム
睡眠のリズムを整え、早寝早起きの習慣を身につけると、一日の活動に静と動のメリハリがつく
夜
夜更かしさせず、決まった時間に寝かせます。なかなか寝ない場合は、布団の上で少し体を動かすと睡眠に入りやすくなります。
朝
決まった時間に起こします。目覚めの意識をはっきりさせるために、抱き起こすのもよい方法です。朝食もしっかり食べさせます。

衣服を自分で脱ぎ着する

衣服の着脱には、指先の器用さや自分の体をイメージする力など、多くの能力が必要とされます。知的障害がある子どもには難しい動作です。着替えの手順を細かく分けて、ひとつひとつの動作ごとに教えていくとよいでしょう。

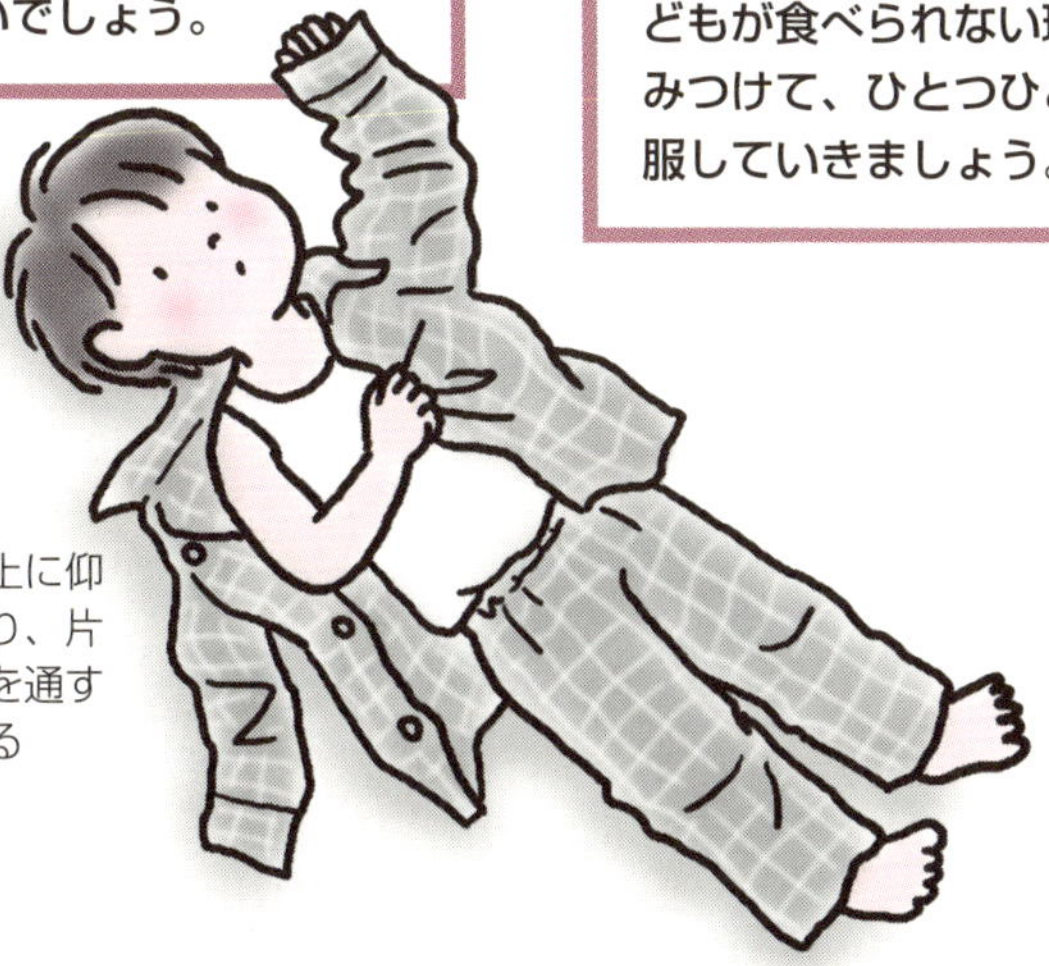

シャツの上に仰向けになり、片手ずつ手を通す練習をする

ごはんをひとりで食べる

食べることは、体をつくるだけでなく「おいしい」と感じる情緒的な豊かさも養ってくれます。

食への興味やかむ力がない、箸が使えないなど、子どもが食べられない理由をみつけて、ひとつひとつ克服していきましょう。

日常的な活動を身につけさせる

知的障害がある子どもの教育では、身のまわりの自立が重要な課題になります。時間がかかっても、根気よく教えていきましょう。

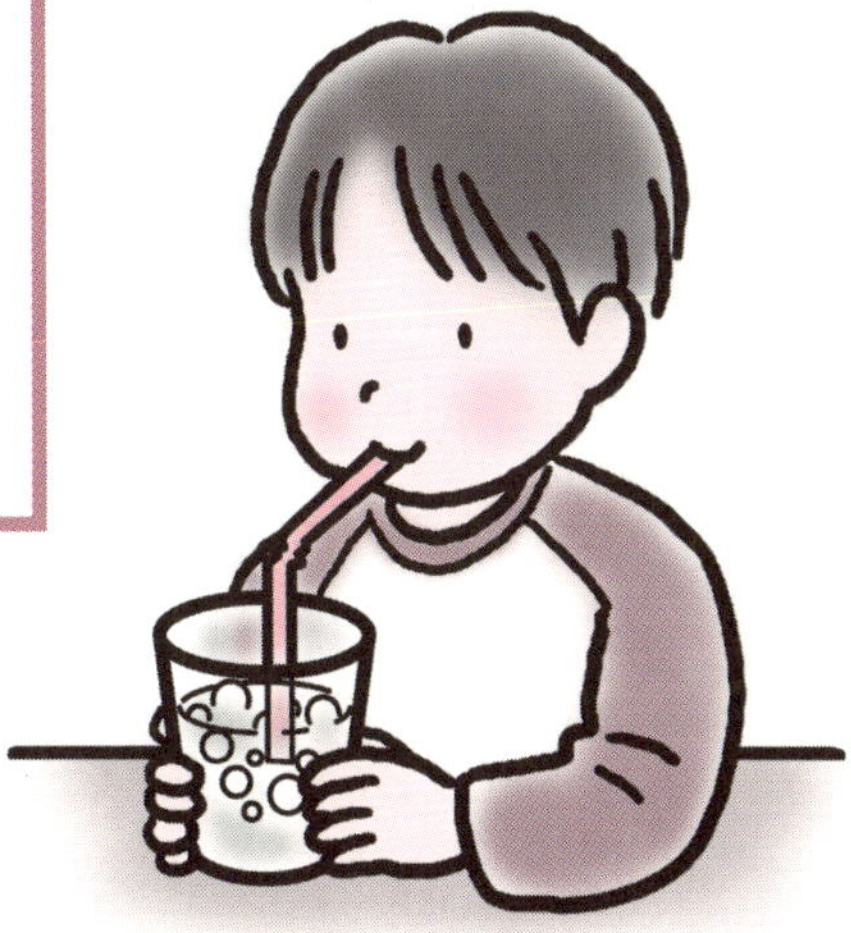

かむ力・飲みこむ力をきたえるために、コップの水をストローでブクブクさせるとよい

トイレにひとりで行く

排泄の動作には、尿意や便意を感じる、トイレへ行く、下着を下ろす、排尿・排便をする、後始末をする、下着を上げるまで、複数の動作が組み合わさっています。

トイレができない子の場合、どこに問題があるのかを見極め、できないところを練習します。少しずつ介助の手を減らしながら、ひとりでできるようにしていきます。

プライバシーを学ばせるため、扉を閉じられるお風呂場などで、おまるを使って練習するとよい

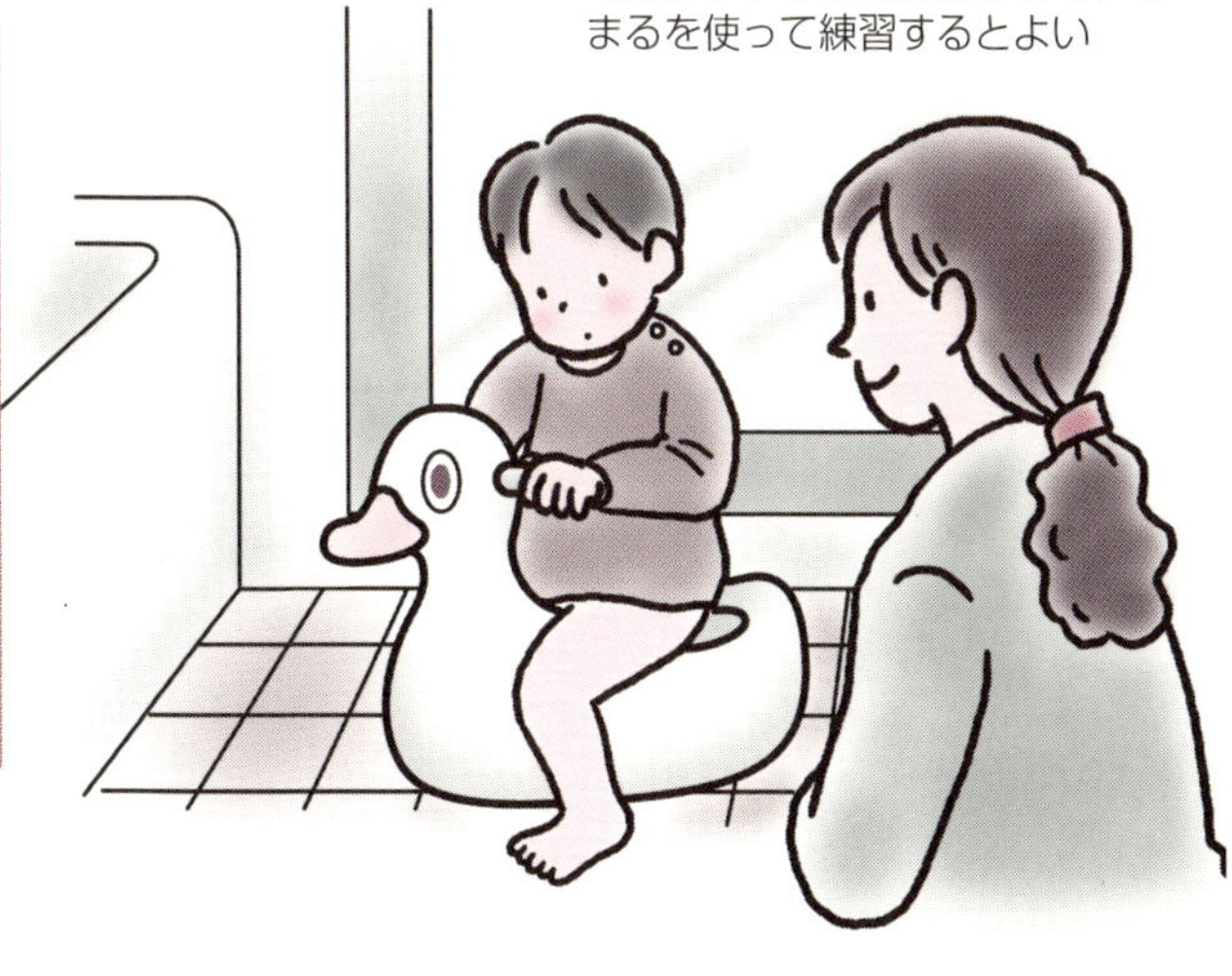

問題行動

気づかずに子どもの問題行動を増長させていることも

知的障害がある子どもは、周囲が理解できないような行動をとることがあります。どうすれば子どもの行動を改善できるのか、コツを知っておきましょう。

周囲を困らせる子どもの問題行動

知的障害がある子どもは、周囲を困惑させる行動や本人の健康を害する行動をとることがあります。

問題行動はなぜ起こる

問題行動には、いろいろな原因があります。コミュニケーションがうまくいかないことによるストレスや、脳の機能障害などが関係していると考えられます。

パニック

突然、大声をだす、落ち着きなく動き回るなどの行動をとります。周囲が止めようとしても聞きません。

自傷行為

自分の顔をたたくなど、自分を傷つけるようなことをします。頭を激しく床や壁に打ちつける危険な行為もあります。

嘔吐

食事のあとに吐いたり、吐いたものを口の中で反芻《はんすう》したりします。脱水や貧血の原因になることもあります。

不潔行為

わざと床に放尿したり、自分の便を人や壁などにつけたりすることがあります。

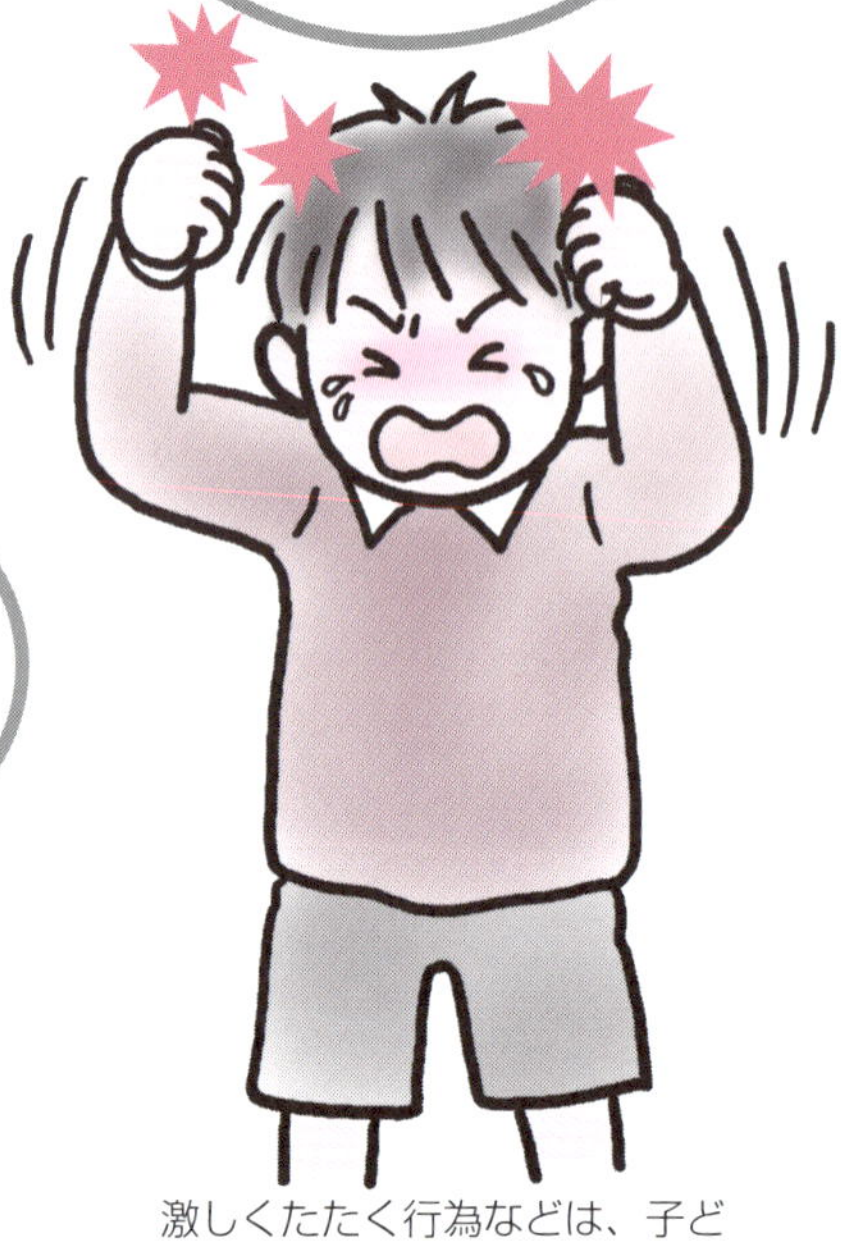

激しくたたく行為などは、子どもも自身も何とかしてやめたいと考えている場合もある

問題行動とは

まわりの人を困惑させる行為のことをいう。多くの問題行動は、コミュニケーション能力や表現能力が低い子どもほど、起こしやすいというデータがある

対応を誤ると、問題行動がくり返される

知的障害がある子どもは、行動することで自分の得になっているかどうかを感じています。問題行動も、子どもがうれしいと感じる対応があると、くり返してしまいます。

×「かまってもらえる」がくり返す原因に

自傷行為や嘔吐などのあと、子どもがかわいそうだからと一緒に後始末をするのは逆効果です。大人がかまってくれたと思い、もっとかまってもらおうと再びその行動を起こします。

○子どもが喜ぶ対応を控える

まず、問題行動が子どもの得になっていないかを見極めましょう。障害がある子は、関心をもたれたいという欲求があり、問題行動のあとに注目されるのが"ごほうび"になるのです。問題行動のあとはあえて淡々と、後始末の方法や適切な行動を教えるのがよいでしょう。

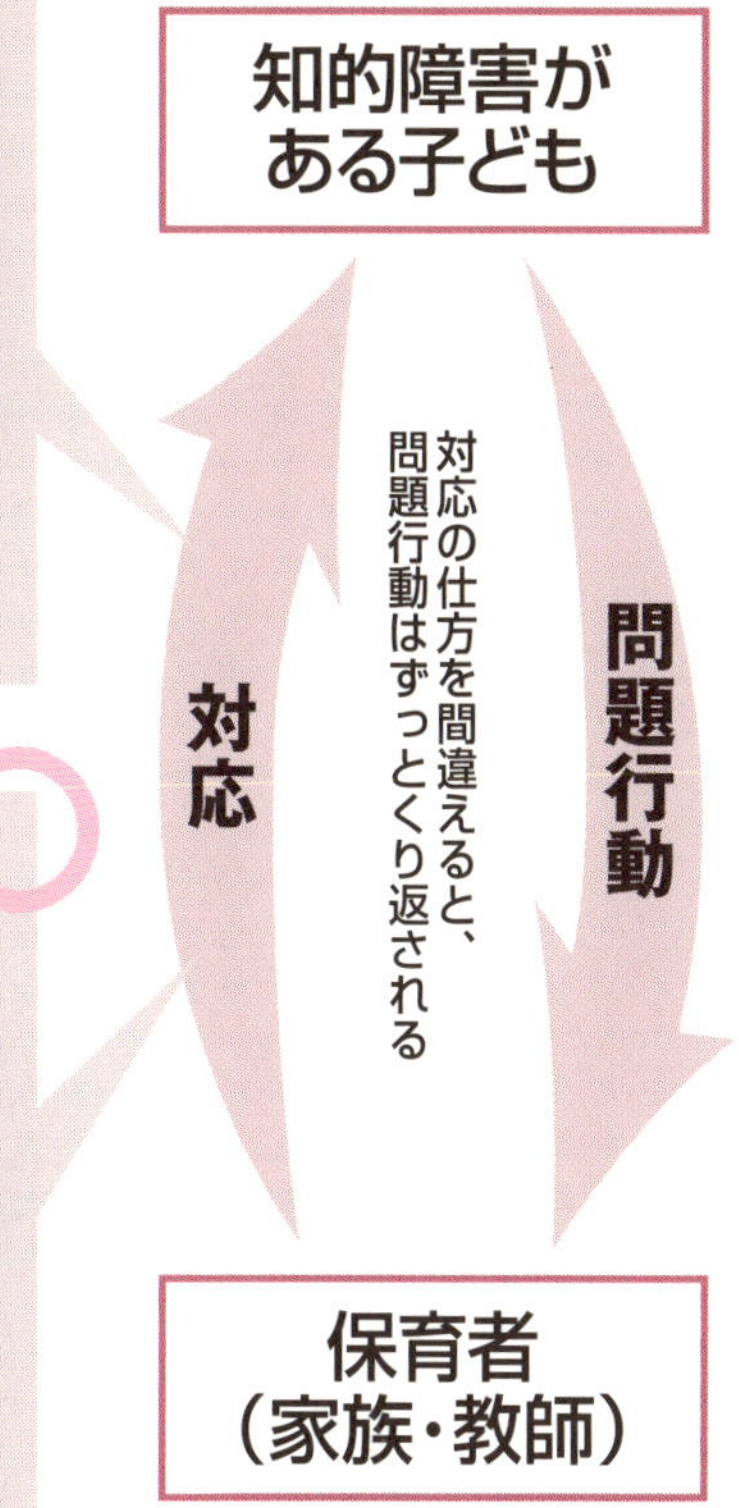

知的障害がある子ども
問題行動
対応の仕方を間違えると、問題行動はずっとくり返される
対応
保育者（家族・教師）

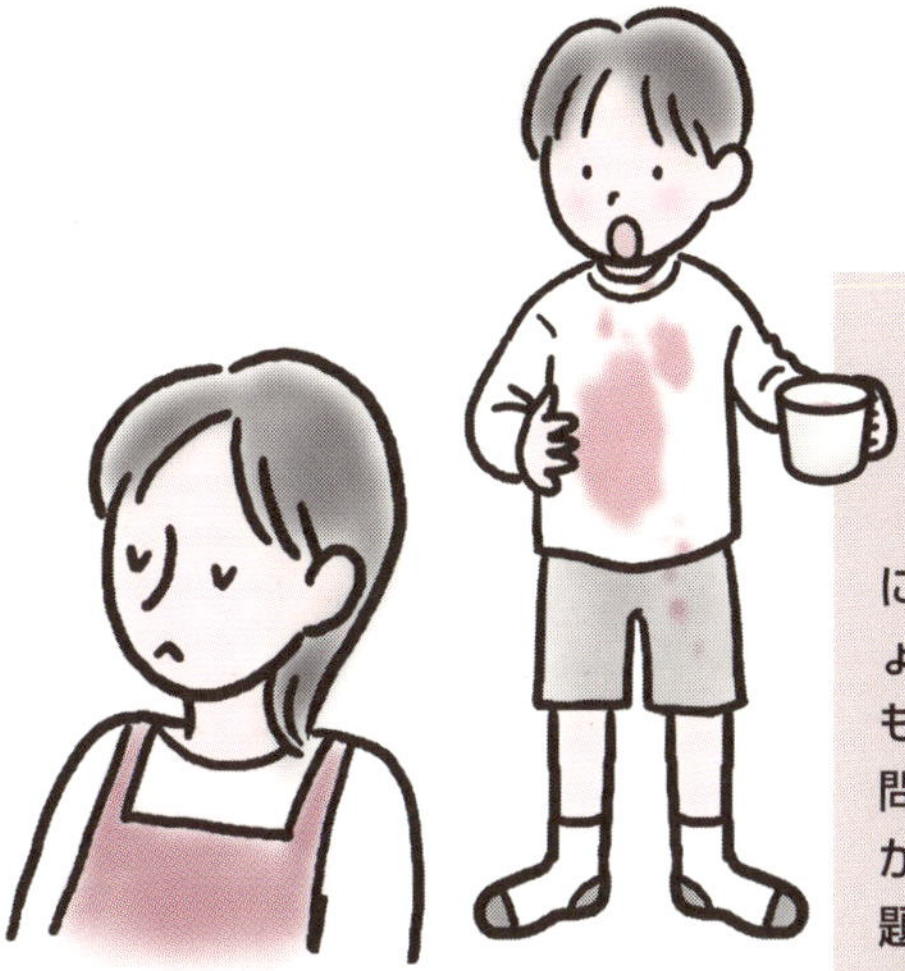

問題行動が起こったとき、あえて目をあわせず無視をするのもひとつの方法

子ども自身も、どうにかしなければと思っている

問題行動をとる多くの子どもたちは、その行動がよくないことを理解しています。それでもその行動をとるのは、子どもにとってその行動が、数少ない表現方法のひとつになっているからです。

親や周囲の人は、日ごろから積極的に子どもにかかわり、問題行動以外に、自分を表現できる方法をみつけてあげるようにしてください。

問題行動が起こる背景を観察する

問題行動は、子どものイライラが原因になっている場合もあれば、親の対応の仕方が原因になっている場合もあります。

その原因を見極めることができれば、問題行動の予防や改善の方法がみえてきます。子どもがどんなときに問題行動を起こすのか前後関係をよくみておくことが大切です。

COLUMN

男の子と女の子では対応に違いはあるのか

男の子と女の子の特質の違いにあわせた対応が必要

幼いうちは、男の子と女の子で対応の仕方に大きな違いはありません。食事や排泄など一般的な生活習慣を学ばせたり、社会生活のマナーを学ばせたりすることになります。

しかし、成長するにつれて心身ともに男女の違いが現れてきます。性の違いが顕著になってきた場合に、それぞれに応じた対応が必要になります。

性教育もその一環であり、男女の違いというものも教えなければなりません。

男女に特有の習慣を身につけさせる

男の子であれば、成長とともにひげが生えるようになります。この場合、身だしなみとしてひげのそり方を教えなければなりません。

かみそりを使うのは危険が大きいので、電動のひげそりが使えるようになるとよいでしょう。

女の子の場合には、生理について教えなければなりません。女性にとっては不可欠の知識であり、親ははやいうちからその知識だけではなく対応法についても教える必要があります。トイレがひとりでできるようになっていれば、ある程度教えることが楽になります。

何度も説明すれば、子どもたちは理解できます。根気強く教えるということを忘れないでください。

男の子でも女の子でも基本的な対応は変わらない

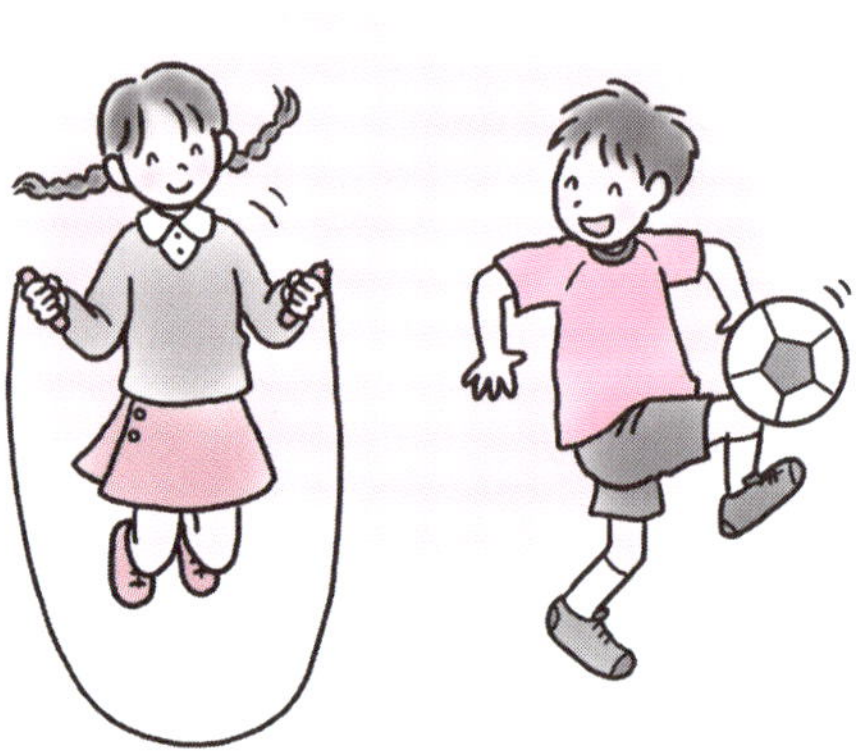

4

子どもをささえる社会制度

知的障害がある子どもは、日常生活にも
さまざまな支障がでてきます。そうした支障をやわらげるために、
多くの社会制度が整えられています。どんな制度を
どう使えばよいのか詳しく紹介していきます。

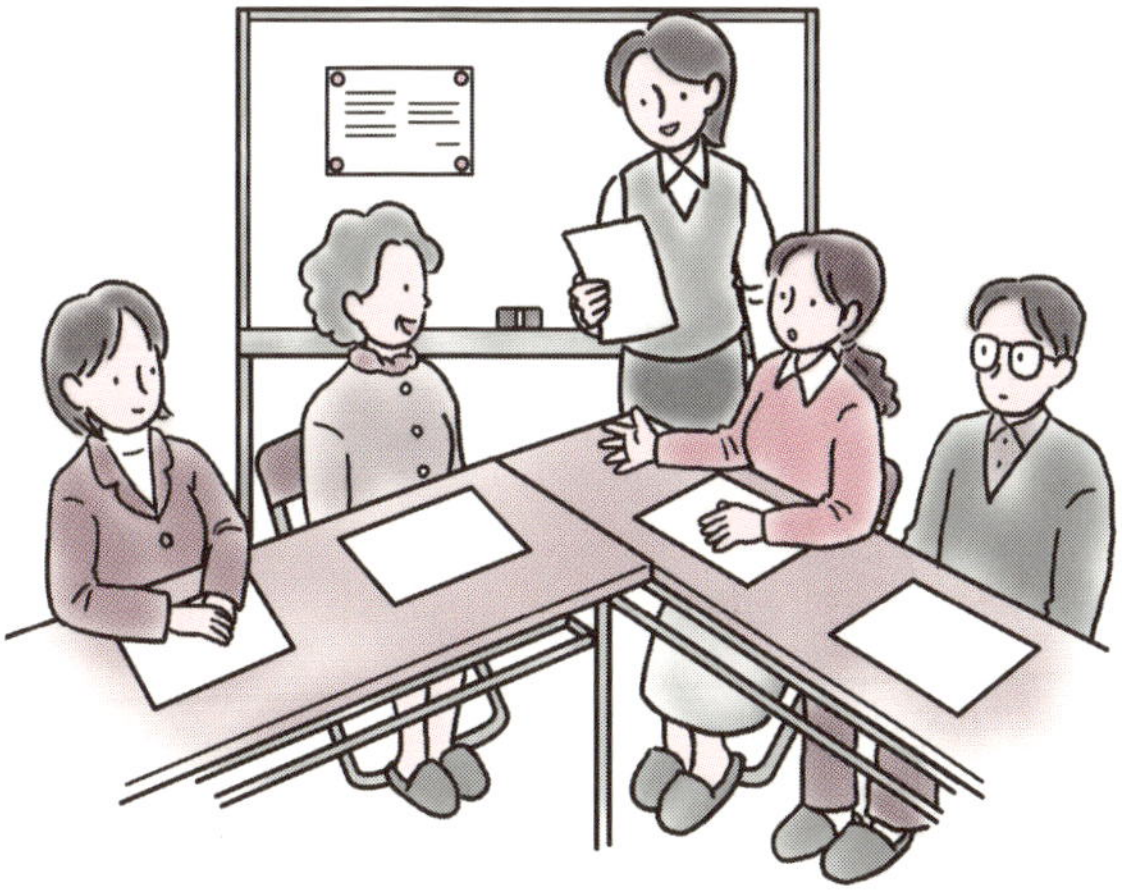

施設

就学前に専門の施設で生活の基本を学ぶ

早期療育ができる通園施設が整備されてきています。就学前に通園できる専門的施設を積極的に利用し、親子ともに元気な生活を送るようにしましょう。

通園施設で専門的な療育をおこなう

就学前の子どもが、家族と生活しながら、療育をうけられる通所サービスがあります。子どもの発達支援と親の不安解消の2つの役割を果たします。

個別相談

健診などを通じて子どもの障害を見極め、どんな対応が必要か、一人ひとりの相談に応じています。

知的障害児通園施設

児童福祉法に基づいた通園施設で、全国にたくさんあります。毎日あるいは週数日通い、保育士や指導員が援助にあたります。通園の相談や手続きは、児童相談所でおこなっています。

利点 **負担の軽減**
日中に育児から離れることができるので、親の負担が軽くなる

利点 **相談できる**
育児に関する相談や指導をうけられ、親のストレスや不安を軽減できる

利点 **専門的な療育ができる**
知的障害のある子どもに、きめ細かな対応をして、心身の発達をうながしてくれる

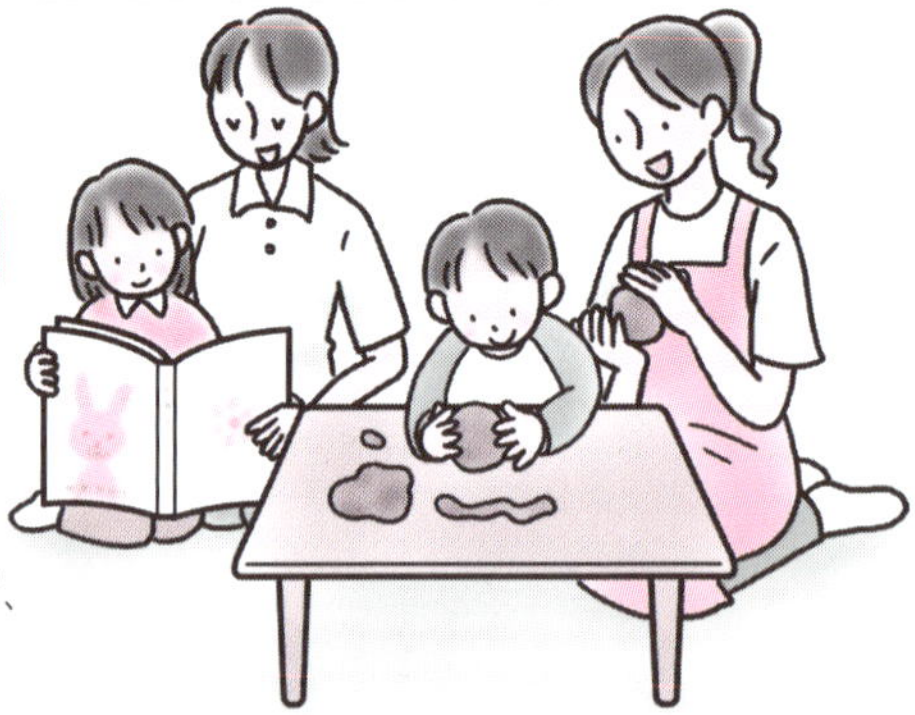

施設では保育士や指導員など、各専門家が活動している

生活するために必要な力を身につける

子どもに障害があるとわかったら、できるだけはやく適切な療育をすることが大切です。〇歳から通園できる専門的な施設がいくつか整備されています。

通園施設としては、児童福祉法に基づく知的障害児通園施設の他に、自治体でおこなっている小規模通所事業や民間が運営する療育機関などがあり、障害がある子どもを支援しています。

また、施設によっては親子が一緒に参加できる親子通園や相談事業などもおこなっており、不安を抱えている親にとっては、大きな味方となるでしょう。

他にもある、子どもの基礎能力を育てる施設

知的障害のある子どもが、就学前に利用できる施設はいくつかあります。身近な地域に整備されているかどうか、確認しておくとよいでしょう。

就学相談を重視したい

特別支援学校の幼稚部

特別支援学校には幼稚部があり、障害がある子どもを対象に、就学前の幼児教育をおこないます。学校によっては、いろいろな障害のある子どもたちが一緒に教育をうけるところもあります。

保護者への教育相談もあり、地域の相談センターとしての役割も求められています。

より総合的な対応をしてほしい

心身障害児総合通園センター

障害の早期発見・早期療育を総合的におこなう施設で、1979年に制度化されました。

肢体不自由児通園施設、知的障害児通園施設、難聴幼児通園施設のうち、いずれか2つ以上の施設が一緒に置かれていて、子どもの発達状態を確認しながら、適切な療育がおこなわれます。ただし、全国での設置はまだ少数です。

医学的な面を充実したい

療育センター

心身に障害がある子どもを対象にし、早期発見から相談、治療、療育サービスまで、総合的におこなっている施設です。

専門医療が充実し、療育の面でも知的障害や肢体不自由などに対応した複数の通園施設があります。最重度の障害がある子どももうけいれています。

実際に子どもをつれて見学にいくとよい

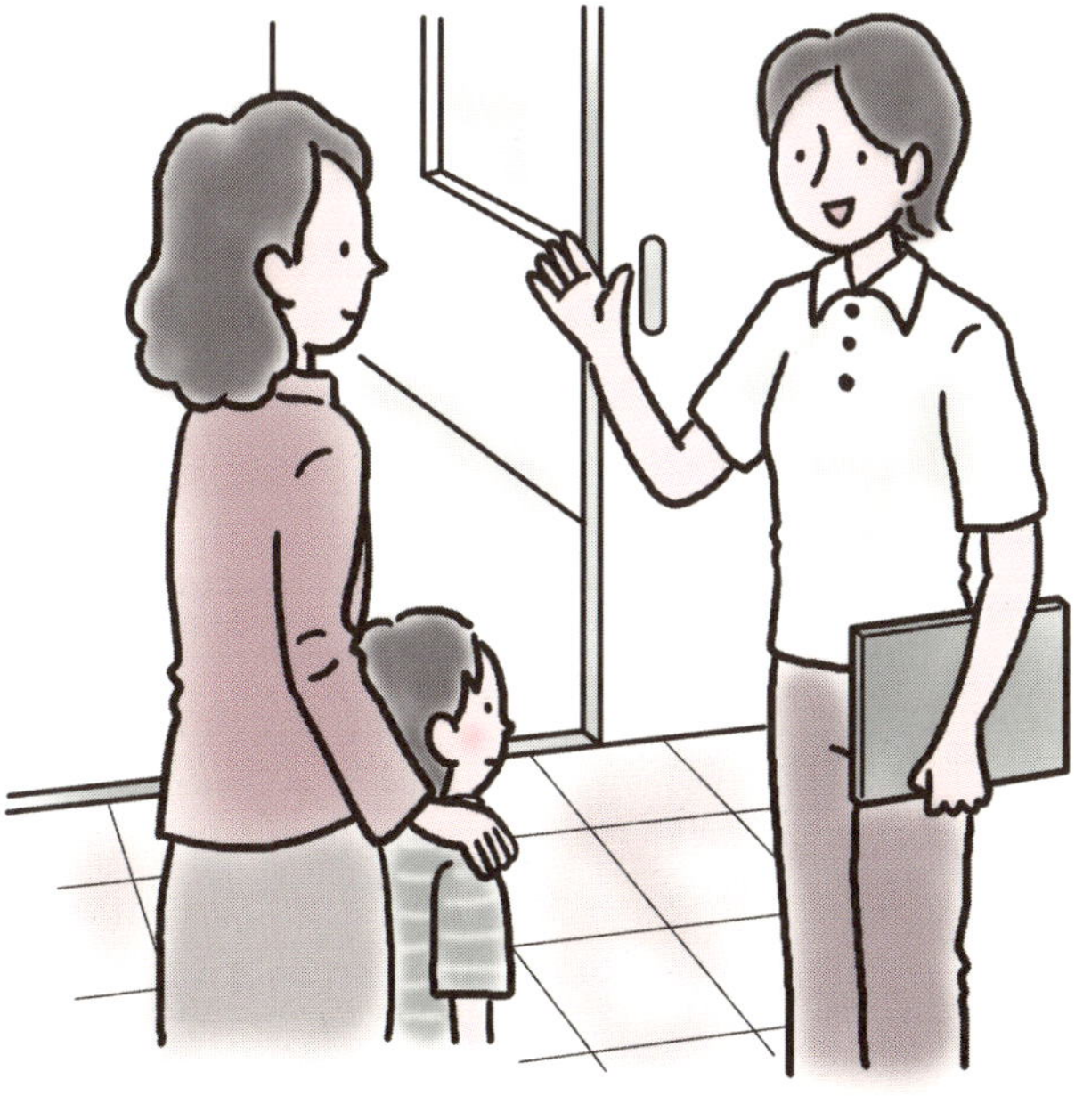

施設選びの確認ポイント

1 療育の方針
療育の現場を見学し、職員の子どもへのかかわり方などを確認する

2 活動の内容
クラス編成や通園日数、通園方法など、実際の療育内容を確認する

3 他の保護者との関係
保護者会の活動など、利用している保護者に話を聞いておく

統合保育

みんなと一緒に学ぶために

子どもが成長するにつれ、親は、統合保育を望む半面、大きな不安にもかられます。どんな保育を望むのか、子どもの状態や地域の施設の状況にあわせて選びましょう。

他の子どもたちと一緒に学ぶ機会をつくる

統合保育とは、障害がある子どもとない子どもを同じ場で、同じ機会を与えながら保育することです。ノーマライゼーションの考え方が進むにつれ、統合保育を望む傾向も強くなってきました。

下の図のBとCは、障害のある子どもが他の子どもと一緒に学ぶための統合保育です。また、Aの場合でも、知的障害児通園施設が他の幼稚園や保育園と交流をもつ活動をしています。

どんな形がふさわしいかは、子どもの発達の状態や親の状況、地域の施設の整備状況などによって違います。通い続けることが可能なものを選択しましょう。

療育と保育の活用

知的障害がある子どもは、就学前に知的障害児通園施設や保育園などを利用できます。幼稚園もあるので、施設の選び方は人それぞれです。

就学までの道のり

就学までの主な3通りのコース。
A：障害の発見後、ずっと知的障害児通園施設に通うコース。
B：知的障害児通園施設で療育をうけてから、保育園か幼稚園に通うコース。
C：はじめから保育園や幼稚園に通うコース。

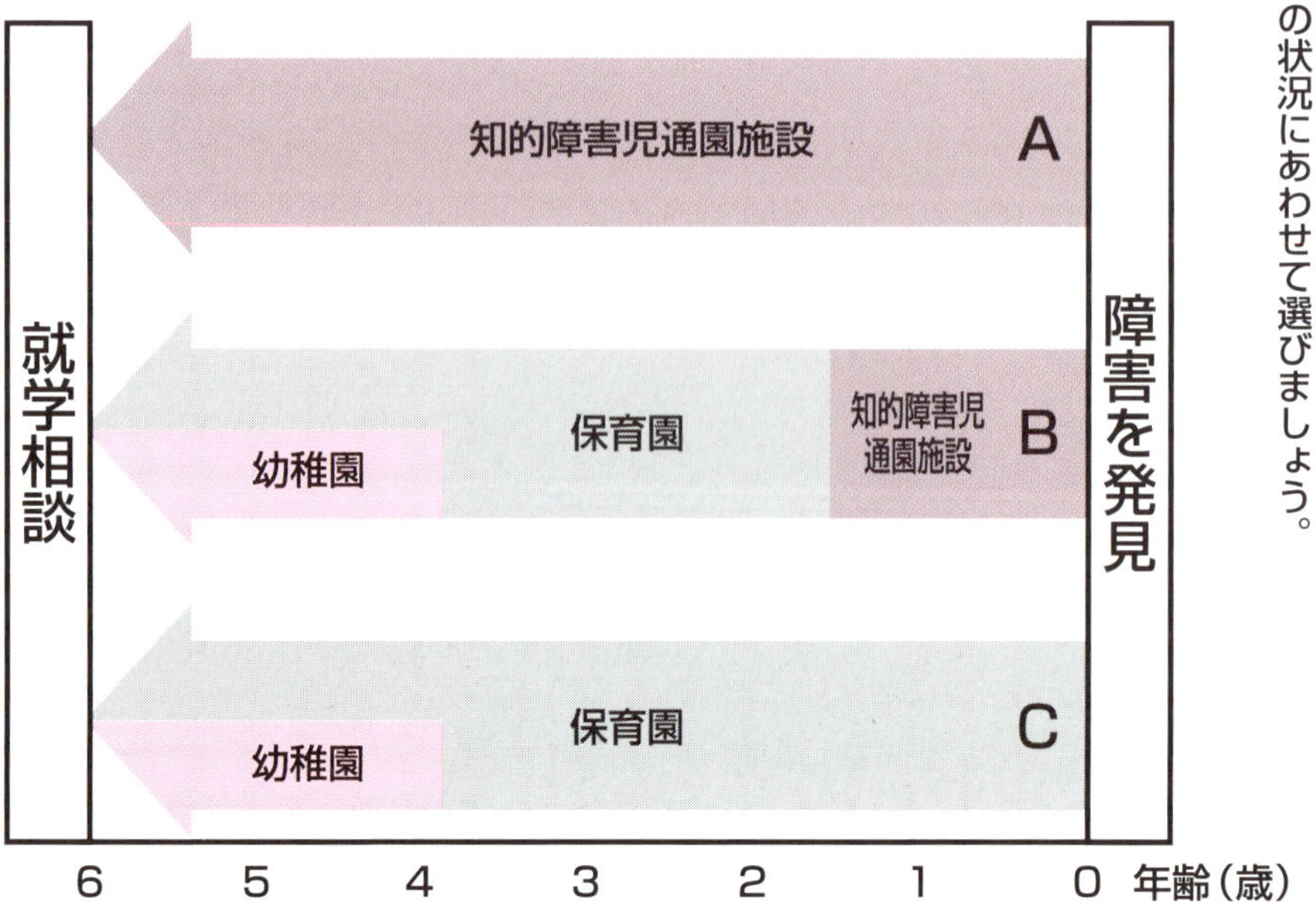

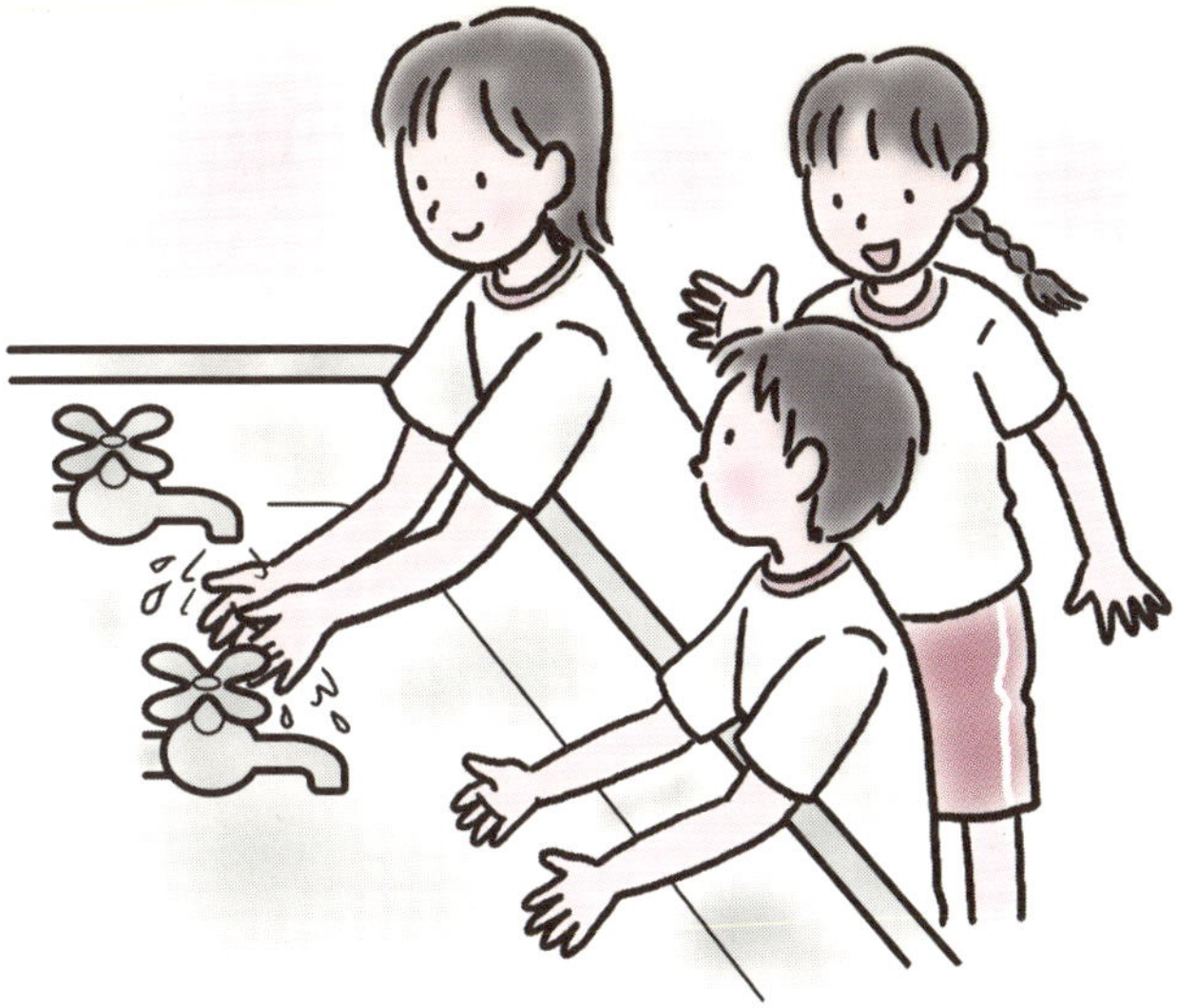

教えられなくても他の子の真似をして、自発的に行動するようになる

友だち同士で学びあう統合保育

最近は、統合保育が広がり、障害のある子どもをうけいれる保育園、幼稚園が増えてきました。統合保育では、どちらの子にも、お互いに大きなメリットがあります。

クラスの友だち

障害がある子と日々接していると、その行動に戸惑い、小さなトラブルの連続でしょう。しかし、障害がある子に話しかけたり、遊んだりすることで、しだいに友だちとして認めるようになり、多様な人間観を学ぶきっかけになります。

友だちから学ぶ

友だちのすることを真似して、集団や社会のルールを学ぶ

障害がある子ども

友だちが楽しそうに遊んでいたり、お弁当を食べたりする姿に刺激をうけて発達していきます。ただし、介護が必要な重度の障害がある子どもは、統合保育では支援が不十分になることがあるので注意が必要です。

仲間として付き合う

障害がある子への理解を深め、どう接したらいいのかを学んでいく

教師の役割

障害がある子には、その子にあわせた対応を考えます。そのうえで、障害がある子と他の子がお互いの存在を大事にできるようなかかわり方を支援する必要があります。

教師におさえてもらうポイント

- 子どもそれぞれの障害に関する知識
- 子どもの現在の発達状況
- 子どもにあった指導計画をたてること
- 子どもの活動を記録すること

学校

どこで学ぶかは子どもの力にあわせる

知的障害がある子どもも教育をうける権利があります。一人ひとりの子どもの能力を伸ばしていくには、どんな環境で教育をうけさせることが大切なのでしょうか。

学校を選ぶうえで気をつけたいポイント

知的障害のある子どもが学べる学校には、いくつか種類があります。どの学校がむいているのか、学校選びのポイントを紹介します。

① 学校に何を期待するのかを明確にしておく

学校には、個別的な支援が充実しているものと、他の子どもたちとの交流を重視するものなどがあります。子どものどの面を育てたいのかで、子どもにあった学校像がみえてきます。

子どもの将来像を考える
人とかかわれる子、身のまわりのことができる子になってほしいなど

子育ての方法の面から考える
働きながら育てたい、地域とのつながりをもちたいなど

② 見学に行ってみる

実際に学校へ行き、授業や休み時間の様子、教師のかかわり方をみてください。子どもの表情がいきいきしているかどうかにも注目しましょう。

③ サポート体制はどうなっているか

障害がある子へのサポート体制はしっかりしているか、学校内はバリアフリーで移動が簡単か、などを確認するようにしましょう。

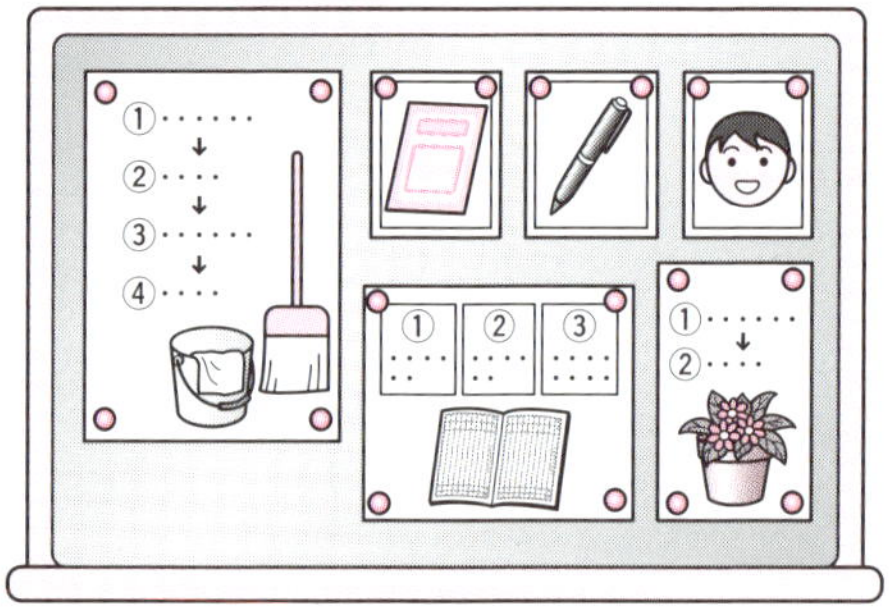

校内の掲示板からも、学校側の子どもたちへのかかわり方がみえる

子どもが安心して学べることが基準

学校教育法には、障害のある子どもにも教育をうける権利があると、明確に規定されています。

小学校に入学する前年には、市区町村の教育委員会で就学相談がおこなわれるので、どんな学校に通うか、相談するとよいでしょう。

地域の小学校に入学を希望したいという人は多くいますが、大切なのは子どもが安心して学べるかどうかです。身体障害を伴う場合は、日常の活動に十分なサポートがあるかなどにも注目しておくとよいでしょう。

学校をいくつか見学し、教育委員会とも相談を重ねながら、納得いくまで話し合いましょう。

子どもがいきいきできる場を考える

知的障害がある子どもの学ぶ場は、大きく分けて3つあります。それぞれ特徴があるので、障害の重さだけではなく、地域の状況もあわせて選択しましょう。

通常学級・通級指導教室

地域の小学校の通常クラスで、他の子どもたちと一緒に学びます。補助の教師がつく場合もあります。通級指導教室に週何時間か通って個別的な指導もうけられます。

連携・交流

特別支援学級

障害がある子どもたちを集めたクラスで、障害にあったきめ細かな対応が可能です。一般の小学校の中にあるため、通常学級のクラスと交流することもできます。

就学相談

市区町村の教育委員会の専門家が、保護者と面接して、進路のアドバイスをしてくれます。

連携・交流

各学級、学校では、障害がある子どもと一般の子が交流できる機会をもうけている

連携・交流

特別支援学校

知的障害や身体障害などの子どもたちを対象に、授業をおこなっています。障害にあわせた教育が充実しているため、重度の子どもでも対応できます。

特別支援教育で広がる子どもにあわせた指導

特別支援教育とは、従来の特殊教育の対象になる知的障害などの子どもだけでなく、子どもの障害をより柔軟にとらえて、一人ひとりにあった教育や指導をおこなっていこうという試みです。

対象となる子どもには、LD（学習障害）やAD／HD（注意欠陥／多動性障害）、高機能自閉症のある子どもが含まれ、子どもの個々のニーズに対応した教育の支援が広がっています。

その他の選択肢

通学が困難な場合は、家に教師を派遣してもらったり、病院内の学級で学んだりすることもできます。地域で状況が違うので、まずは教育委員会へ相談を。

特別支援教育についてくわしく知りたい方は、健康ライブラリー　スペシャル『発達障害に気づいて・育てる完全ガイド』（黒澤礼子著）をご覧ください

連携

教師との連絡は頻繁におこなおう

子どもそれぞれの障害や発達にあわせた教育のためには、親と教師の連携が不可欠です。どのような連携をはかればよいのか、親としてできることを考えてみましょう。

子どものカリキュラムづくりに参加する

特別支援教育の導入で、子ども一人ひとりにあわせた指導ができるようになりました。子どものカリキュラムづくりに、保護者も積極的に参加しましょう。

カリキュラムづくりの流れ

子どもへの理解を共有する

保護者は子どもの障害について、できるだけ正確な情報を提供し、学校内での理解を求めましょう。

学校側に指導法を検討してもらう

クラスの集団の中で学ぶか、個別指導が必要なのかなど、学校側が具体的な指導法を検討します。

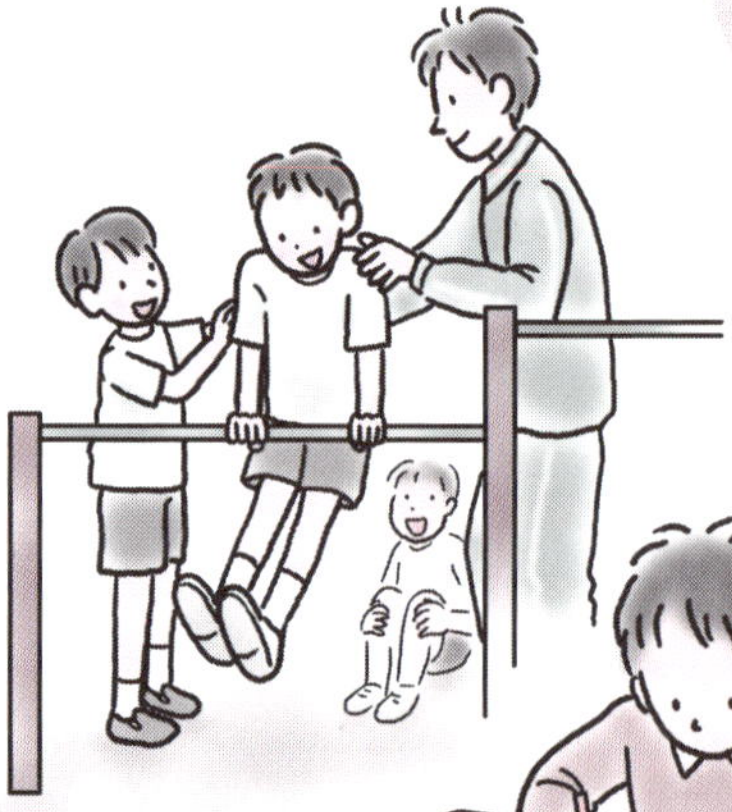

子どもの得意・不得意や教科にあわせて、集団教育か個別教育かを考える

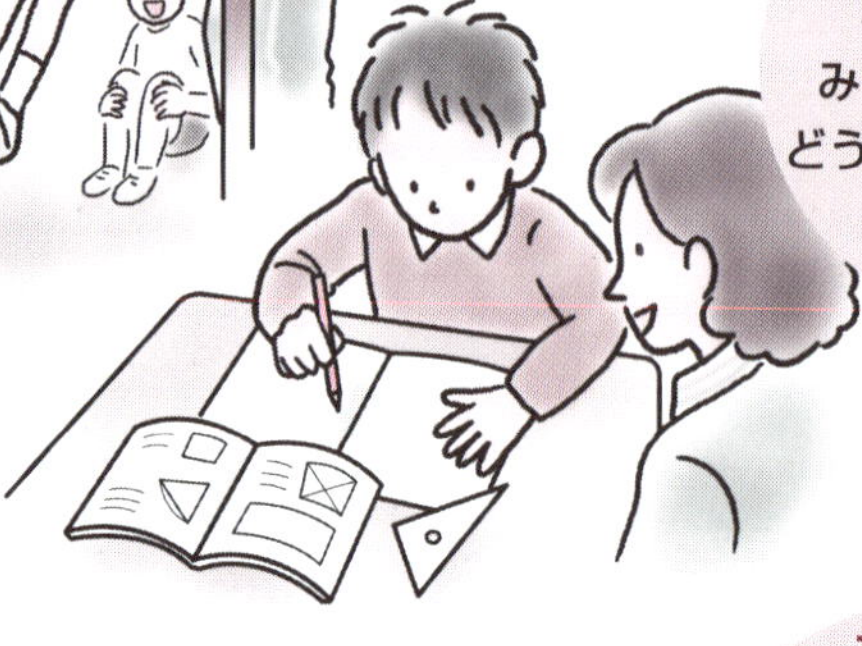

学校側の指導法をみせてもらう

学校側が考えた指導法をみせてもらい、対応が適切かどうか一緒に内容を検討します。必要ならば、改善を要求できます。

指導計画の決定

保護者の声も考慮して、学校が指導計画を決定します。要望がとりいれられなかった場合は、その理由などについて確認しましょう。

計画の修正

指導計画にそった教育を始めて、子どもの成長をみていきます。計画に改善点があれば、教師と話し合い、変更することも必要です。

機会を利用して教師に自分の声を伝えよう

家庭と学校で共通した対応がとれるように、保護者と教師は積極的にコミュニケーションをとりましょう。

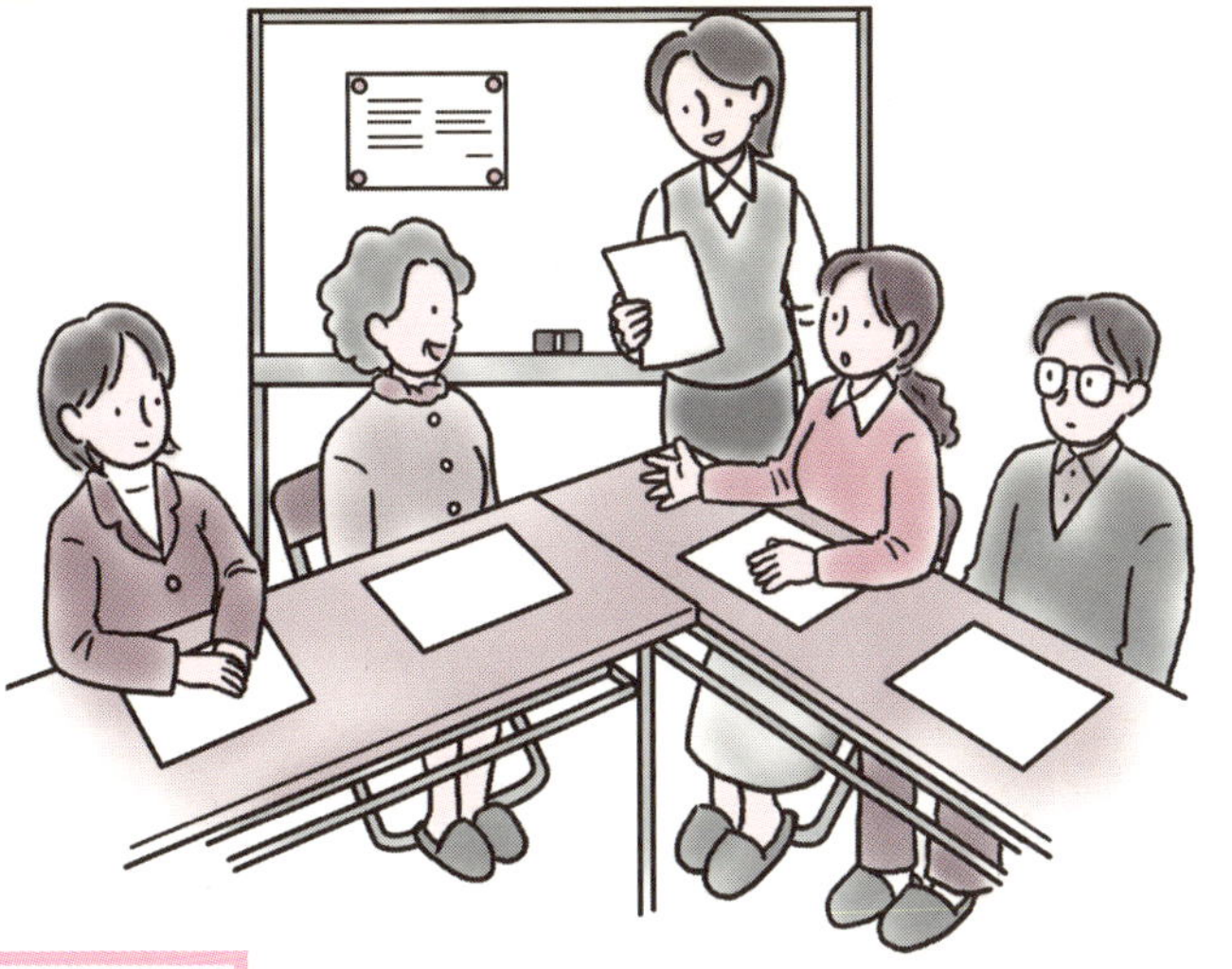

保護者会では、他の保護者に障害がある子の特徴や対応法など、理解を求めることができる

学級通信をみる

教師がつくる学級通信をみて、自分の子どもだけでなく、クラスの状況などを把握するようにしましょう。

保護者会へ参加

特別支援学級にいても、通常学級の保護者会に参加して、他の保護者との交流を深めましょう。周囲の理解をえられる機会になります。

家庭訪問

担任の教師と1対1で話ができる機会です。子どもの様子などを聞き、保護者側の要望も伝えましょう。

連絡帳を活用

家庭での子どもの様子、学校での子どもの様子を連絡しあいます。互いに、感謝の気持ちなども表現して信頼関係を築いていきます。

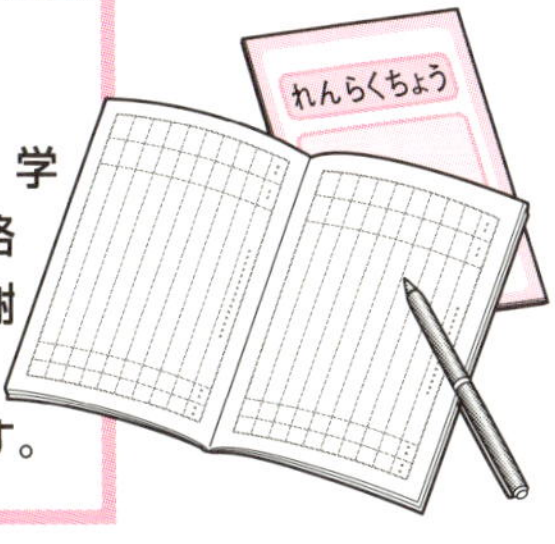

家庭と学校での教育をつなげる

子どもは、家庭生活と学校生活を、一連の流れの中で送っています。家庭と学校で、生活のスタイルが異なってしまうと、子どもは混乱してしまいます。

保護者と教師は、できるだけコミュニケーションをとり、食事や排泄など日常生活の中で、できることは同じ方法でやらせ、対応を一致させることが重要です。

教師や他の保護者の理解をえる

統合教育の場では、他の子どもと障害がある子どもの間でトラブルが起こることがあります。

しかし、子どもの間でトラブルがあるのは自然なこと。障害がある子への接し方を、他の子の保護者に理解してもらい、トラブル後の対応を工夫してもらいましょう。どちらの子にもよい体験となるように、教師や保護者が子どもの手助けをすることが大切です。

就労

卒業後の進路は、子どもの状態をみて考える

知的障害のある子どもには、義務教育を終えたあとの進路を決めるのは悩ましい問題です。どんな仕事があるのか、どこで働けるのかなど、前もって調べておきましょう。

働くことが生きがいにつながる

知的障害のある人はさまざまな場所で働いています。多くは、授産施設（七二ページ参照）などで働く福祉的就労が中心で、一般企業での就労はまだ少数です。

しかし、働くことは、人間として成長していく手段であり、生きがいにつながるものです。これは、障害がある人にとっても同様です。自分がもつ身体機能や知的能力を働かせることによって、成長していくことができるのです。社会に参加しているという意識は、人間の尊厳にかかわることです。

障害のある人が、必要な援助をうけながら働けるような就労支援が進められています。

働くために身につけておきたい基礎能力

知的障害のある人が働くためには、基本的な能力を身につけていることが前提になります。次の3つは、就労までに身につけておきたいものです。

働く意欲

責任をもって働き続けるには、働くことへの意欲が必要です。働いた報酬で生活ができている、と理解することが意欲につながります。

体力

長時間立って、集中力を使って働くには、ある程度の体力がなければなりません。日ごろから適度な運動をしておくとよいでしょう。

日常生活の管理

身だしなみや生活の管理だけでなく、時間通りに出社する、指示に従うなどの社会のマナーを身につけておくようにします。

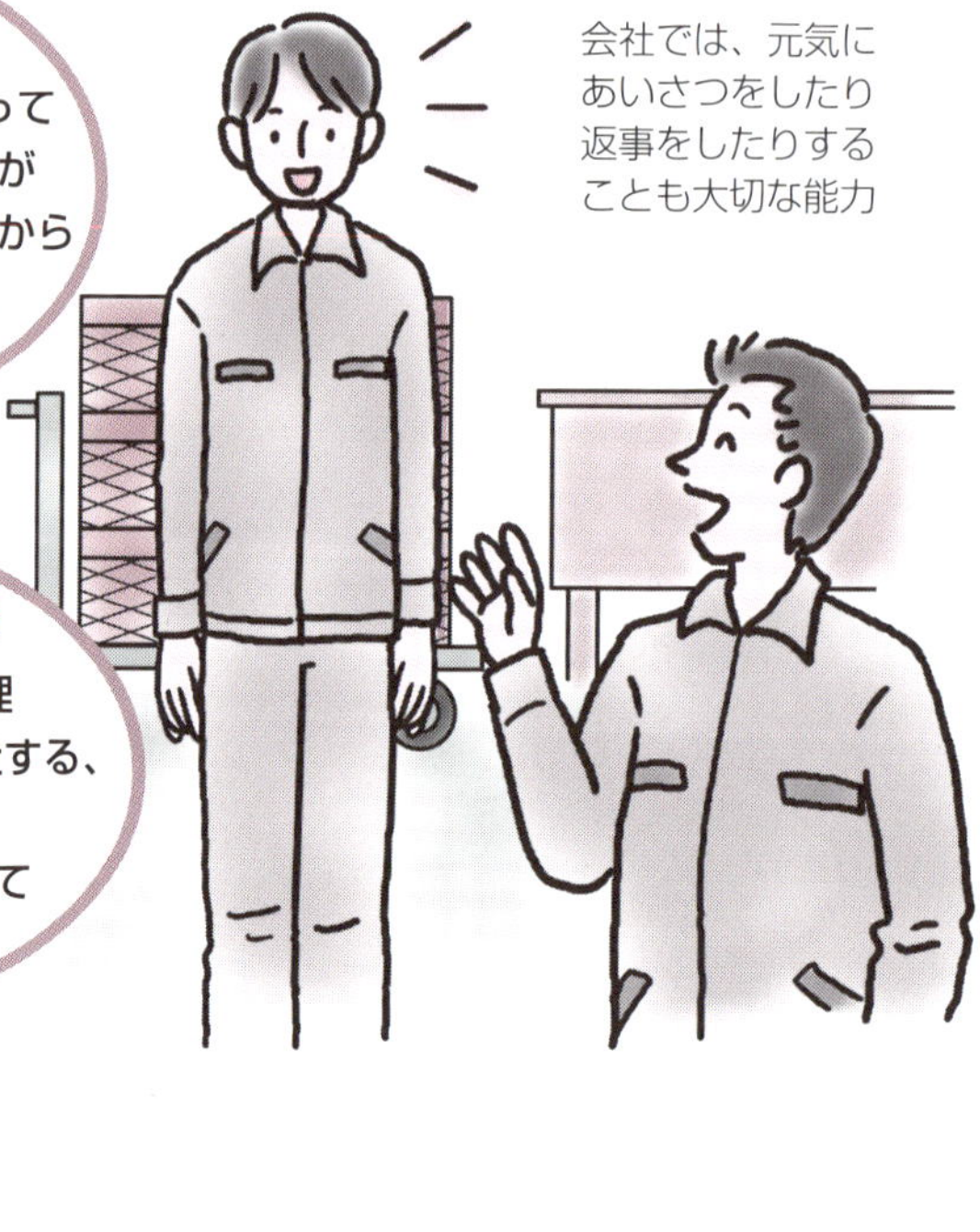

会社では、元気にあいさつをしたり返事をしたりすることも大切な能力

職業相談で働く場をみつける

義務教育を終えたあとは、専門家に相談しながら、子どもにあった働く場をみつけていきます。主な職業相談の窓口は下記のようなところです。

就労相談の場所

公共職業安定所（ハローワーク）

障害がある人の就職を進めるため、職業指導や訓練、職業紹介などをおこなっています。企業に対しても、障害者雇用率制度に基づいて雇用促進をはかっています。

地域障害者職業センター

都道府県にひとつずつあり、障害者職業カウンセラーが職業評価や職業指導などをおこなっています。

障害者雇用支援センター

障害がある人の職業的な自立をはかるために、きめ細かな職業リハビリテーションをおこなっています。

福祉事務所

障害がある人への総合的な相談や援護、関係機関との連絡調整もしている機関です。授産施設なども紹介しています。

知的障害者更生相談所

専門的な立場から就職や職業生活上の相談に応じています。就労能力の判定などもおこないます。

福祉的就労

知的障害者授産施設や小規模作業所、福祉工場などでの就労。主に重度の障害がある人が、生活支援をうけながら働いています。

一般雇用

民間企業での就労。障害者雇用率制度により、企業は、従業員数の1.8～2.1%の割合で、障害者を雇用する義務が取り決められています。

その他

自営業や家の手伝いなどをしています。自宅にいながら、家事手伝いなどをしています。

地域の中で暮らすために

知的障害がある人の総数は約五五万人（平成一七年の厚生労働省の統計調査）で、その約二三パーセントが施設に入所しています。

近年、国際的にノーマライゼーションの理念が推進される中で、障害者の生活の場は、施設から地域へと移っています。

日本は、この流れに立ち遅れていました。しかし、障害者が地域で暮らしていけるように、就労支援などの生活支援が急速に始まってきています。

地域生活

地域の中で自立した生活を送る

障害がある人も地域の中であたり前の生活を送る、という考え方が主流になってきました。地域で自立した生活を送れるように、さまざまな支援が整い始めています。

地域での「自立」を目指す取り組み

知的障害がある人に対する福祉の考え方は、施設の中から地域の中での「自立」へと変化しています。

施設内での保護

自立を目指すための施設といっても、多くの場合、障害がある人を一生保護していくのが一般的でした。

グループホームや働く場の提供など、障害がある人の、地域での受け皿づくりが進んでいる

自立した生活

施設が、専門的なノウハウを生かして、地域援助の拠点となることを目指します。障害がある人の地域生活を支援するようになります。

■知的障害者授産施設

18歳以上（場合により15歳以上）の知的障害がある人で、一般の企業で働くことが難しい人を対象にしています。自活の訓練をうけながら働ける施設です。通所と入所があります。

■知的障害者更生施設

18歳以上（場合により15歳以上）の知的障害がある人に、自立にむけた指導や訓練をおこなっている施設です。通所と入所があります。

拡大していく障害者の自立の場

学校を卒業した知的障害がある子どもには、在宅か、施設か、大きく分けて二つの選択肢がありました。施設での療育が終わり、家庭でうけいれられる場合は家庭へ、家族の負担が大きい場合には、施設に入所し、多くの場合、施設で一生をすごしてきました。

しかし、最近は、働くことができる人を中心に、グループホームなどの住宅サービスが整い、地域で働きながら暮らすという三つ目の選択肢が登場しています。

また、家庭での介護負担の軽減や福祉的就労の場を増やすことなど、多方面から、障害がある人たちの自立がうながされています。

自立を助ける地域のサービス

知的障害がある人の自立のために、地域では生活上のさまざまな支援が整い始めています。

自立

家族の支援

自立支援のサービスが整い始めてはいても、家族の協力は、障害がある人にとっては不可欠なものです。

生活の支援

介護や家事援助、家族への支援として一時預かりなど、生活を支援するサービスはたくさんあります。

●ホームヘルプ

介護や家事援助、生活上の相談などがうけられます。

●ガイドヘルプ

外出時に付きそい介護をしてくれるサービスです。

管理の支援

食事や健康管理のために、訪問サービスがあります。金銭管理や時間管理のサポートなど、さまざまなサービスもおこなわれています。

住まいの支援

地域にあるアパートや住宅で、アドバイスや指導をうけながら生活できます。家族から離れて自立する人や、施設から地域での生活に戻る人の訓練になるでしょう。

●グループホーム

数人の小グループで、互いに助けあいながら生活します。

●通勤寮

一般の企業などで働く人が、一定期間利用できます。

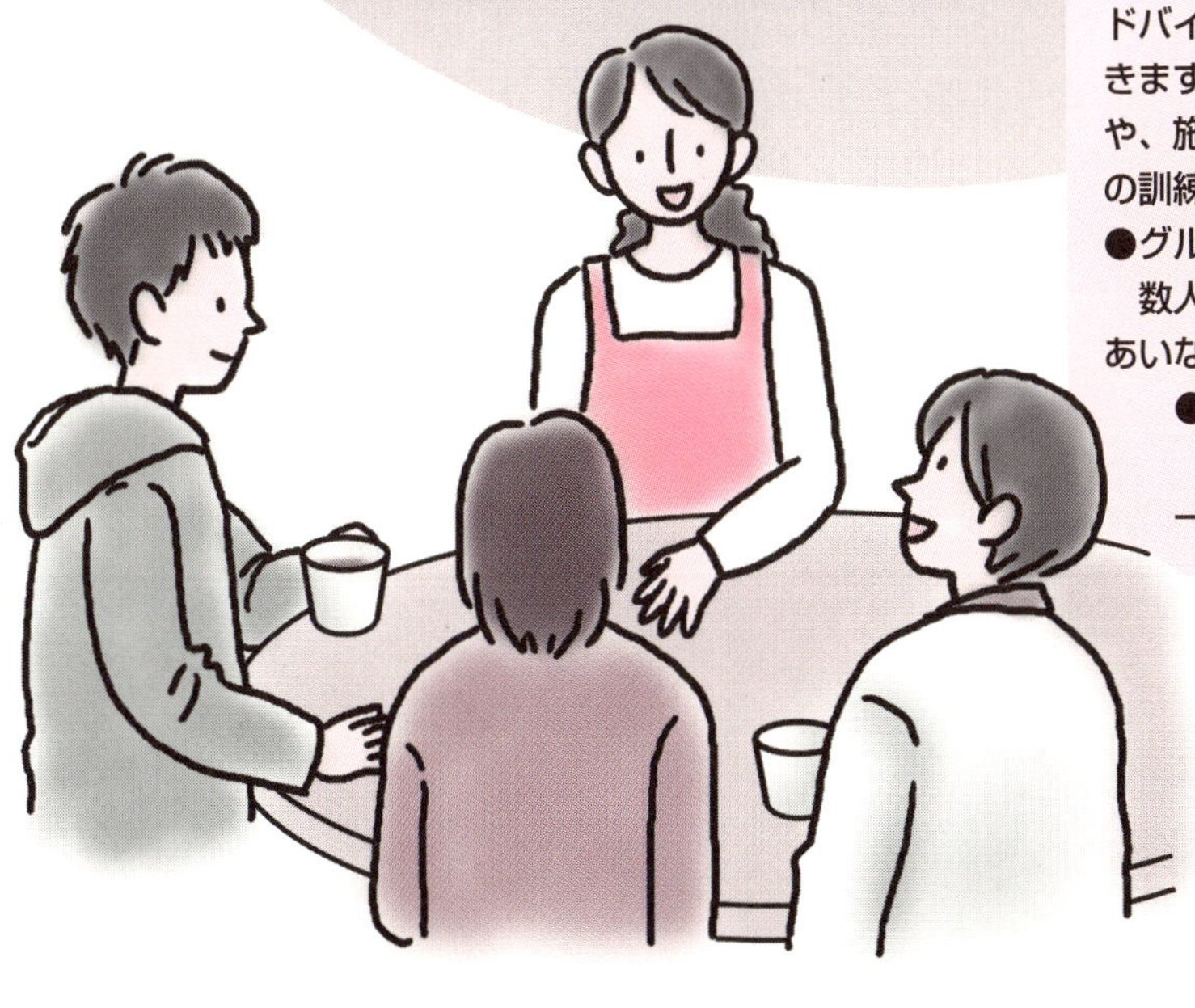

グループホームでは、専任の世話人が自立の支援をしてくれる

保護者

将来をみすえて後見制度の利用を検討する

障害がある子どもの将来は、親にとって大きな不安です。自分がいなくなったあと、子どもを守るために今から準備できることは何でしょうか。

判断能力で手助けの度合いも変えられる

判断能力に不安がある人の助けになってくれる成年後見制度。障害がある人の自己決定を尊重するため、判断能力の程度にあわせた手助けが可能です。

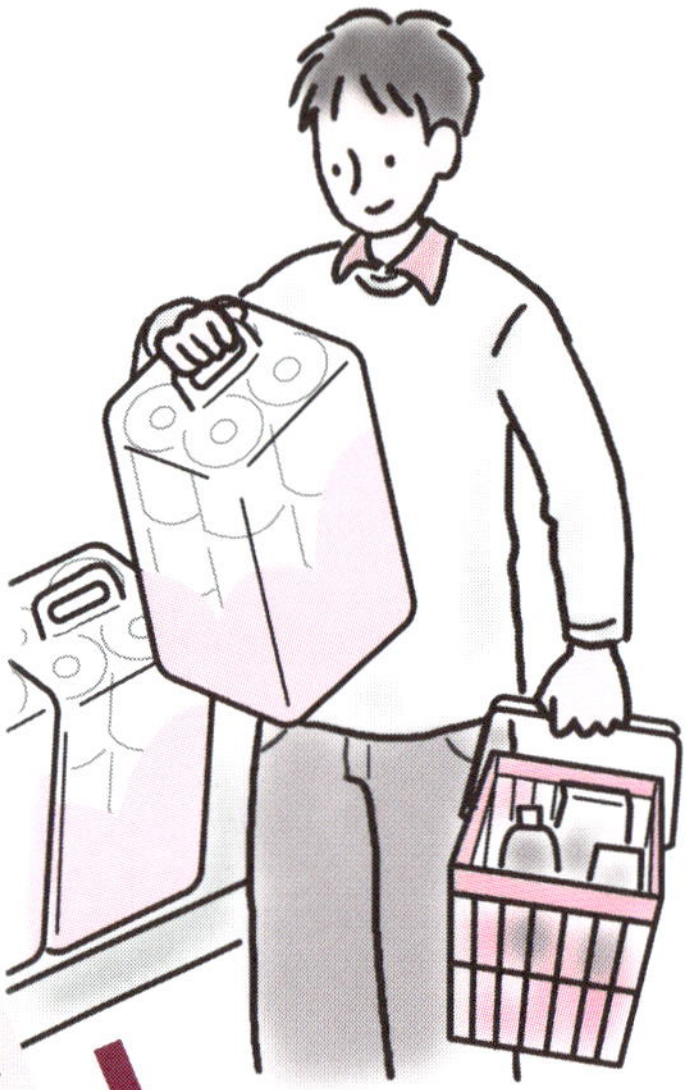

日常生活の中で、お金を適切に使っているかをみる

成年後見制度

知的障害や精神障害がある成人、認知症高齢者を対象に、家庭裁判所から認められた人が、財産管理や身上監護をおこなうもの。本人か4親等以内の親族が申し立てる。

補助人

判断能力に少し障害がある人にかわって、一部の財産管理などをおこないます。補助人は、さまざまな面で障害がある人をサポートします。

保佐人

判断能力が著しく不十分な人にかわって、財産管理を援助します。本人の代理として契約ができる代理権だけでなく、保佐人の同意がない契約を取り消せる同意・取消権も与えられます。

成年後見人

意思能力がない状態の人にかわって、預貯金の管理、財産の売却、介護契約など、本人の財産に関するすべての法律行為をおこなうことができます。悪質商法など本人に不利な契約は、取り消すことができます。

本人の判断力が低くなるほど、援助する範囲が広くなります。

障害がある人の自己決定を支援する

知的障害があるなど、判断能力が十分ではない人をサポートするために、成年後見制度が導入されました。障害がある人たちにも自己選択、自己決定が求められるようになったことと、大きく関係しています。

かつて福祉サービスは、行政の判断でサービスが決定される「措《そ》置《ち》制度」でした。しかし、サービスを利用する人が自分の責任でサービスを選択し、契約を結ぶ「契約方式」に切り替わったからです。

自分たちがいなくなったあとの不安を解消

また、知的障害がある人は、サービスの利用だけでなく、社会で生きていくために、賃貸や売買といった法律行為が必要になります。そのときに備えて、成年後見制度の利用を考えておくことは、親からの自立を支援するものとしても期待されています。

子どものために信頼ができる人をみつけておく

子どもの将来に備えて、今から自分のかわりに子どものことを任せられる信頼できる人を探しておくとよいでしょう。

親が考えておくこと

後見を開始する
親が元気なうちから、親以外の人に後見人や保佐人になってもらって親の死後、後見を開始します。

or

後見人の依頼をしておく
信頼できる人に、自分が亡くなったあと、後見人になってくれるよう頼んでおきます。

↓

成年後見制度の申し立て
家庭裁判所に申し立てをおこないます。本人の判断能力などについて審査をへて、補助、保佐、後見のいずれかが決定されます。

↓

制度の開始
申請から約2週間程度で決定されます。任命された後見人などに権限が与えられ、本人の意思を尊重しながら、財産管理や身上監護をおこないます。

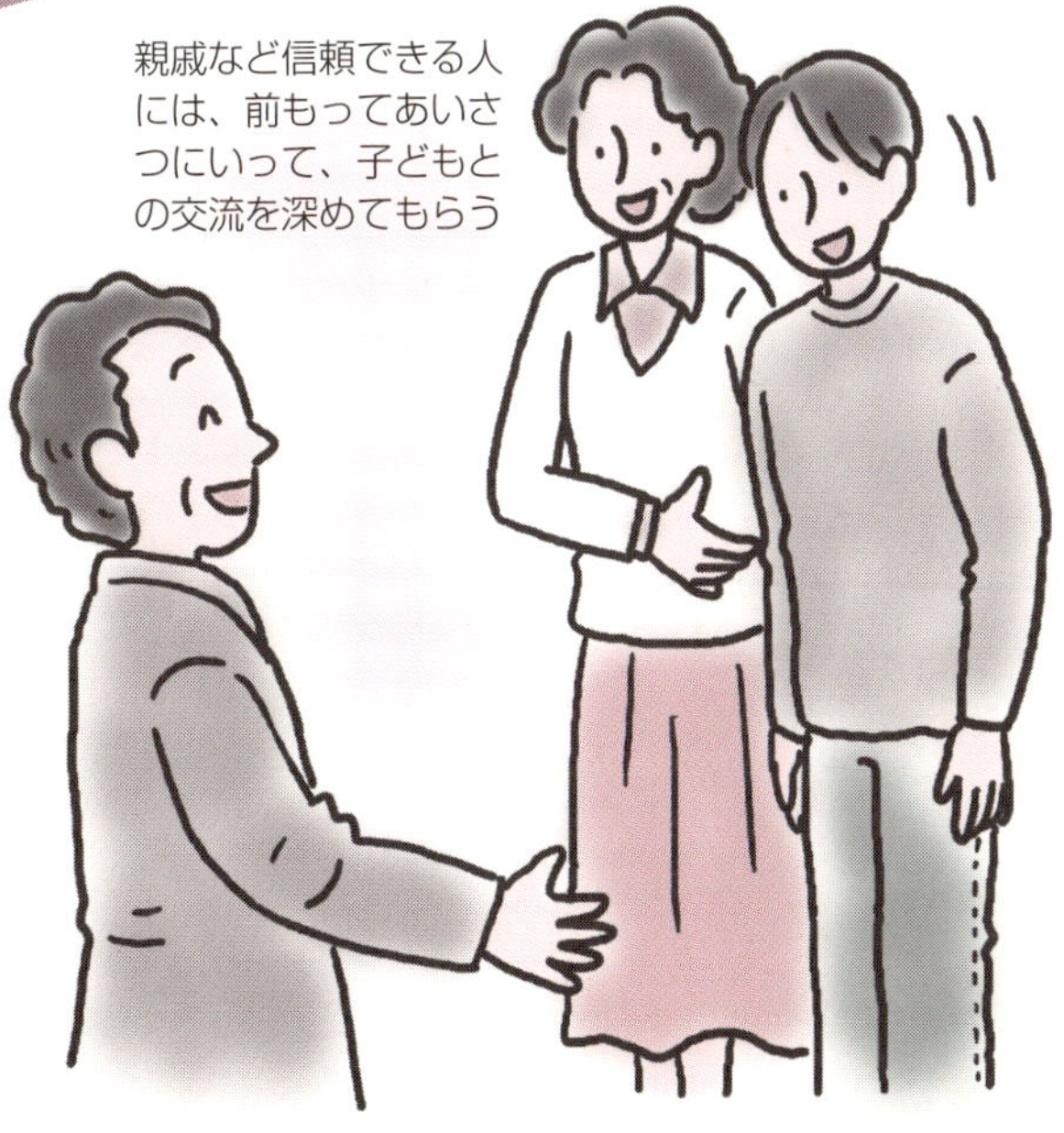

親戚など信頼できる人には、前もってあいさつにいって、子どもとの交流を深めてもらう

自立支援制度

利用者本人が決める援助の内容

障害のある人が利用できるサービスは、家庭や地域、施設によってさまざまです。そのサービスをうけるために、おおまかな受給までの流れを知っておきましょう。

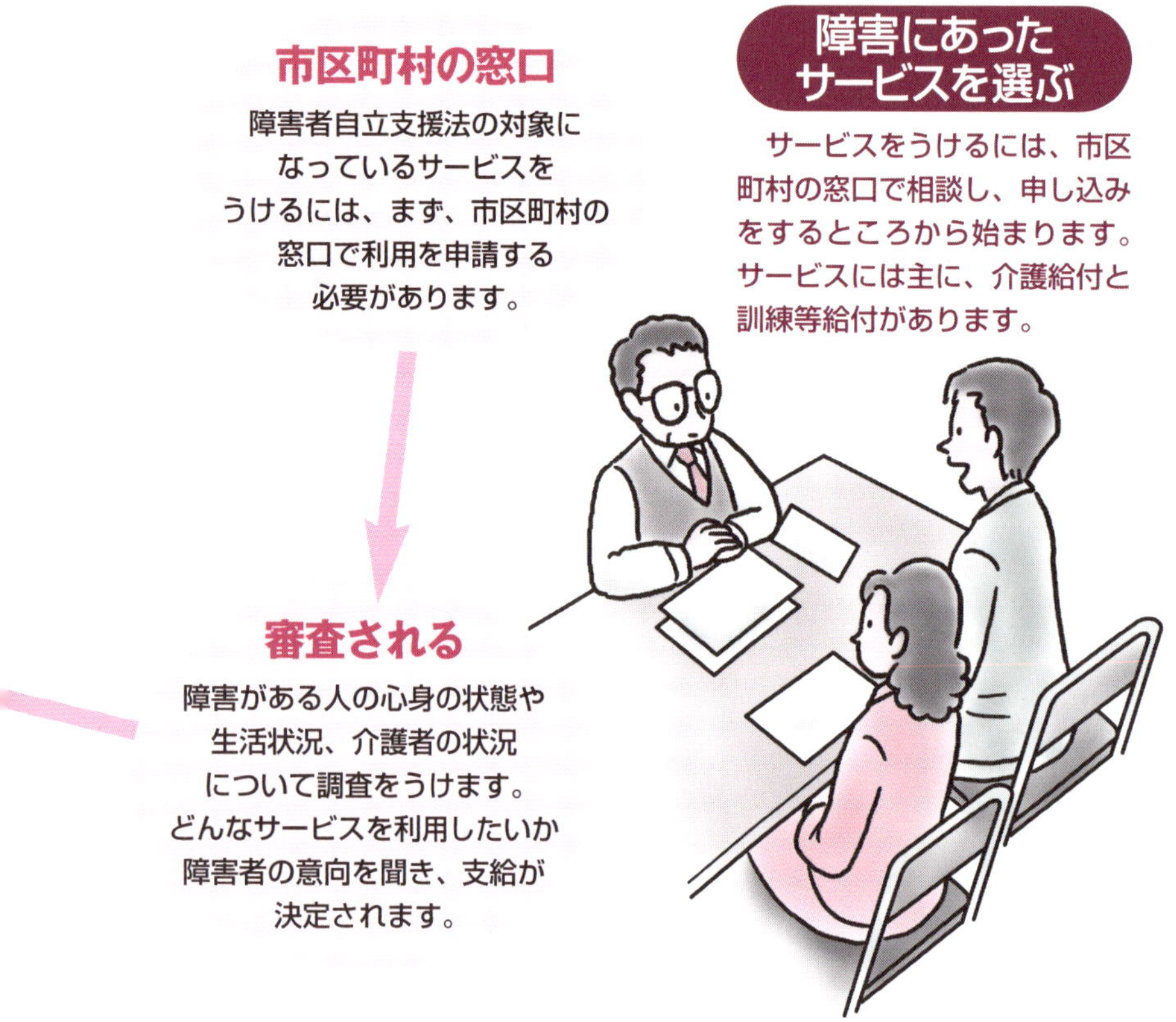
障害にあったサービスを選ぶ
サービスをうけるには、市区町村の窓口で相談し、申し込みをするところから始まります。サービスには主に、介護給付と訓練等給付があります。
市区町村の窓口
障害者自立支援法の対象になっているサービスをうけるには、まず、市区町村の窓口で利用を申請する必要があります。
審査される
障害がある人の心身の状態や生活状況、介護者の状況について調査をうけます。どんなサービスを利用したいか障害者の意向を聞き、支給が決定されます。

審査のときは、担当者から聞きとり調査をうけることになる

対等な関係でサービスをうけられる

二〇〇三年の社会福祉法の改正によって、知的障害者、身体障害者、障害児を対象とした「支援費制度」が導入されました。

これまでとは異なり、利用する本人が、サービスを選択し、サービスの事業者と契約するという「契約方式」になりました。福祉のあり方が大きく変わったのです。

さらに二〇〇五年には「障害者自立支援法」が制定され、支援費制度にかわって施行されています。

支援費制度の対象者に精神障害者が加わり、年齢や障害の種別によらず、必要な自立支援を身近な地域でうけられるようになったことが特徴です。

サービスが「月○○時間」という形で支給されるので、利用者は週単位などで自由に振り分けて利用する

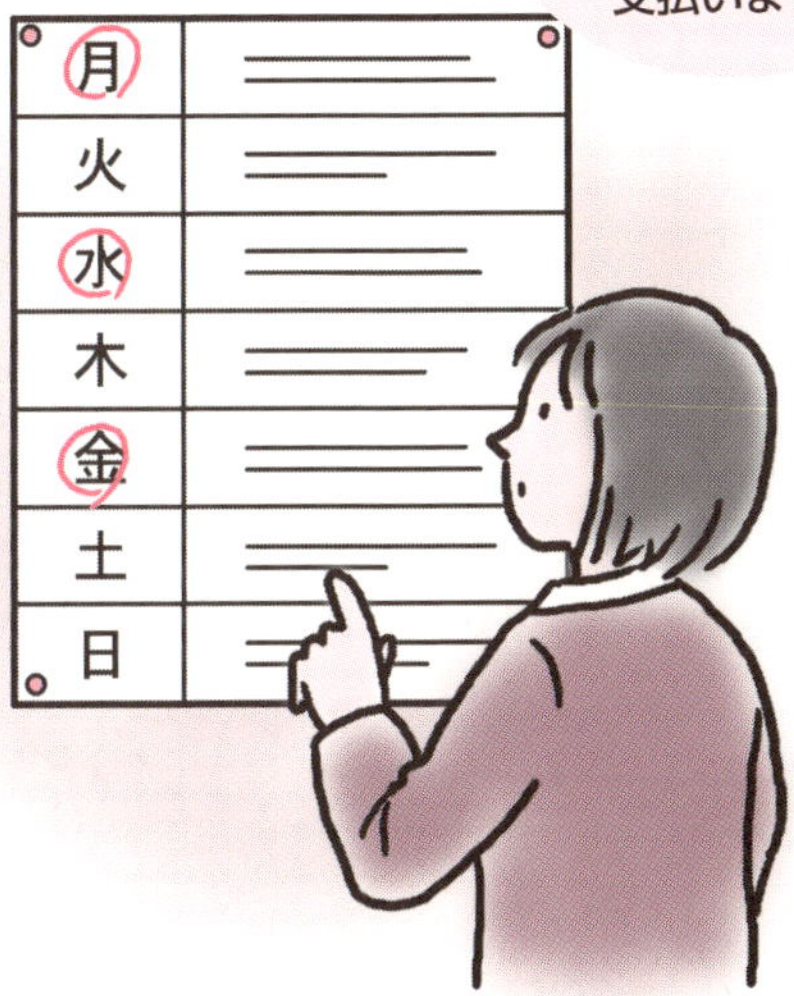

市区町村

サービス事業者へ、利用者負担分を除いたサービス費用を支払います。

費用の支払い →

← 費用の請求

サービス事業者

サービスの利用計画書などにしたがって、介護給付や訓練等給付のサービスを提供します。

契約 ↕

利用者負担の支払い ↑

受給者証をうけとる

支給が決定すると、自立支援受給者証が交付されます。この受給者証を提示して契約を結びます。サービス費用は、1割を自己負担分としてサービス事業者に支払います。

受給者証の記載内容

- ●支援の種類
- ●支給期間
- ●障害程度区分
- ●利用者負担額
- ●支給量

自立支援給付の対象となる福祉サービス

介護給付

- ・ホームヘルプ（日常生活の介護）
- ・重度障害者訪問介護（重度の肢体不自由がある人への総合的な介護）
- ・行動援護（外出支援など）
- ・重度障害者等包括支援（重度の障害がある人への介護）
- ・児童デイサービス（障害がある子どもへの日常生活の適応訓練など）
- ・ショートステイ（施設で一時的にうけいれる）
- ・療養介護（医療的な訓練と日常の介護）
- ・生活介護（日常の介護と創作的な活動を支援）
- ・障害者支援施設での夜間ケア（施設に入所する人への介護）
- ・共同生活介護（共同生活をおこなう住居での介護）

訓練等給付

- ・自立訓練（生活能力向上のための訓練）
- ・就労移行支援（一般企業への就職のための訓練）
- ・就労継続支援（一般企業での就労が難しい人への訓練）
- ・グループホーム（共同生活をおこなうための支援）

地域生活支援事業

- ・移動支援（外出する際の支援）
- ・地域活動支援センター（創作活動のための場を提供）
- ・福祉ホーム（低額な料金で部屋を提供）

家族のケア①

在宅サービスを利用して療育の負担を軽くする

障害がある子どもを育てるには、サービスの利用が不可欠です。なかでもホームヘルプサービスは、親子が日常的にかかわる身近なサービスといってよいでしょう。

1 介護サービス

【主に】
食事の介助、排泄や着替え、入浴の介助、身体の清拭《せいしき》、通院の介助など

身のまわりの介助や、病院などへの付きそいなど、生活全般での介護をおこないます。

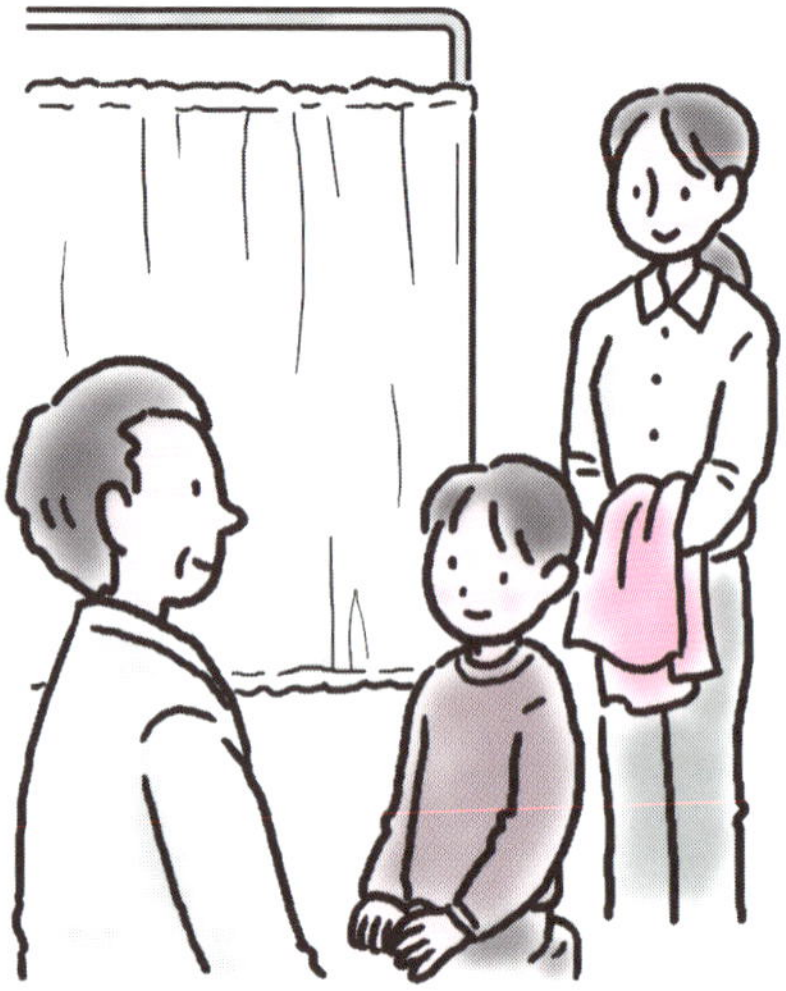

子どもが病院へ行くときにも付きそいをお願いできる

3 相談サービス

親や子どもからの日常生活についての相談に応じる、対人関係が苦手な子どもの話し相手となるなど、コミュニケーションの支援をしています。

家事から外出までいろいろ頼めるホームヘルプ

ホームヘルプの利用は、家族の介護の負担を軽くすると同時に、障害がある人への自立生活の支援になります。

2 家事サービス

【主に】
調理、衣類洗濯、買い物、住居の掃除、他機関への連絡など

料理や掃除、洗濯などの家事を援助することで、ひとり暮らしをする人の自立をささえています。

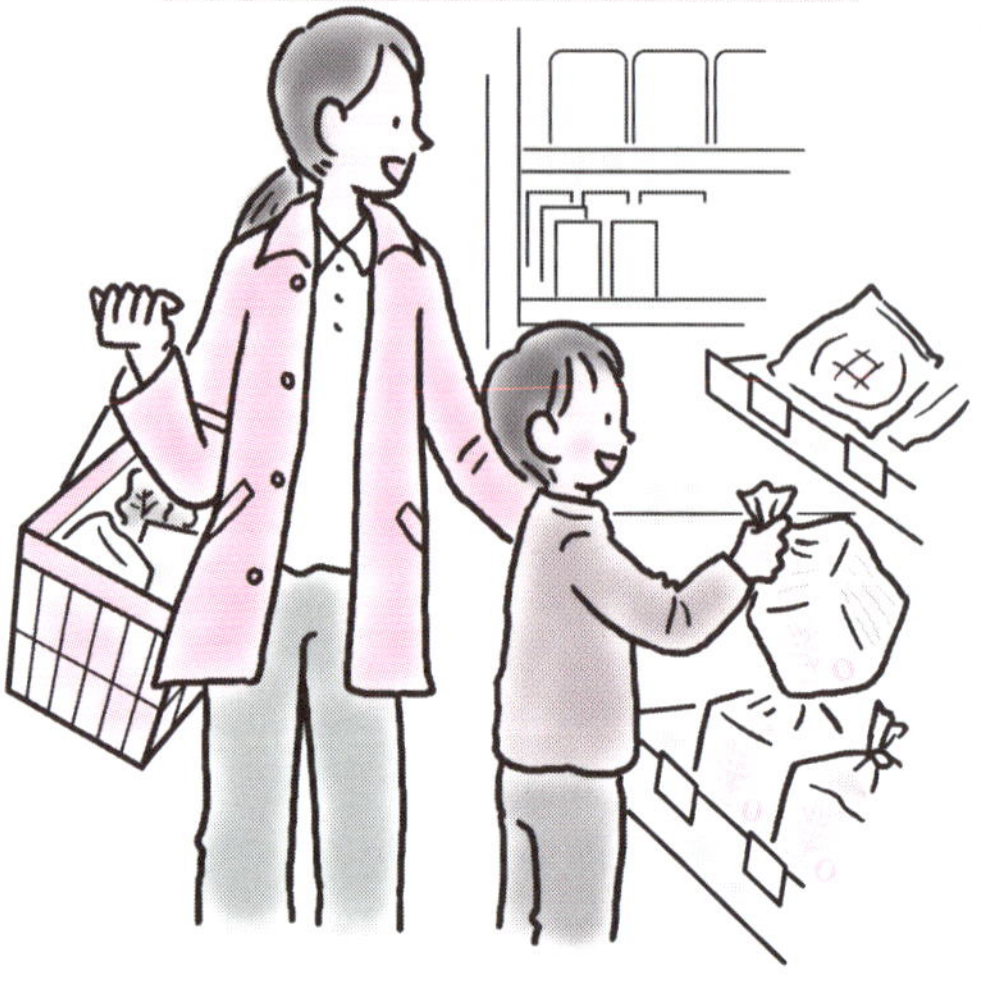

障害がある子どもと一緒に食材を買いに行くといった相手もしてくれる

子どもを一時的に預かってもらう

突発的な出来事や育児疲れなどに対応して、一時的に、障害のある子どもを預かってもらうサービスが広がっています。

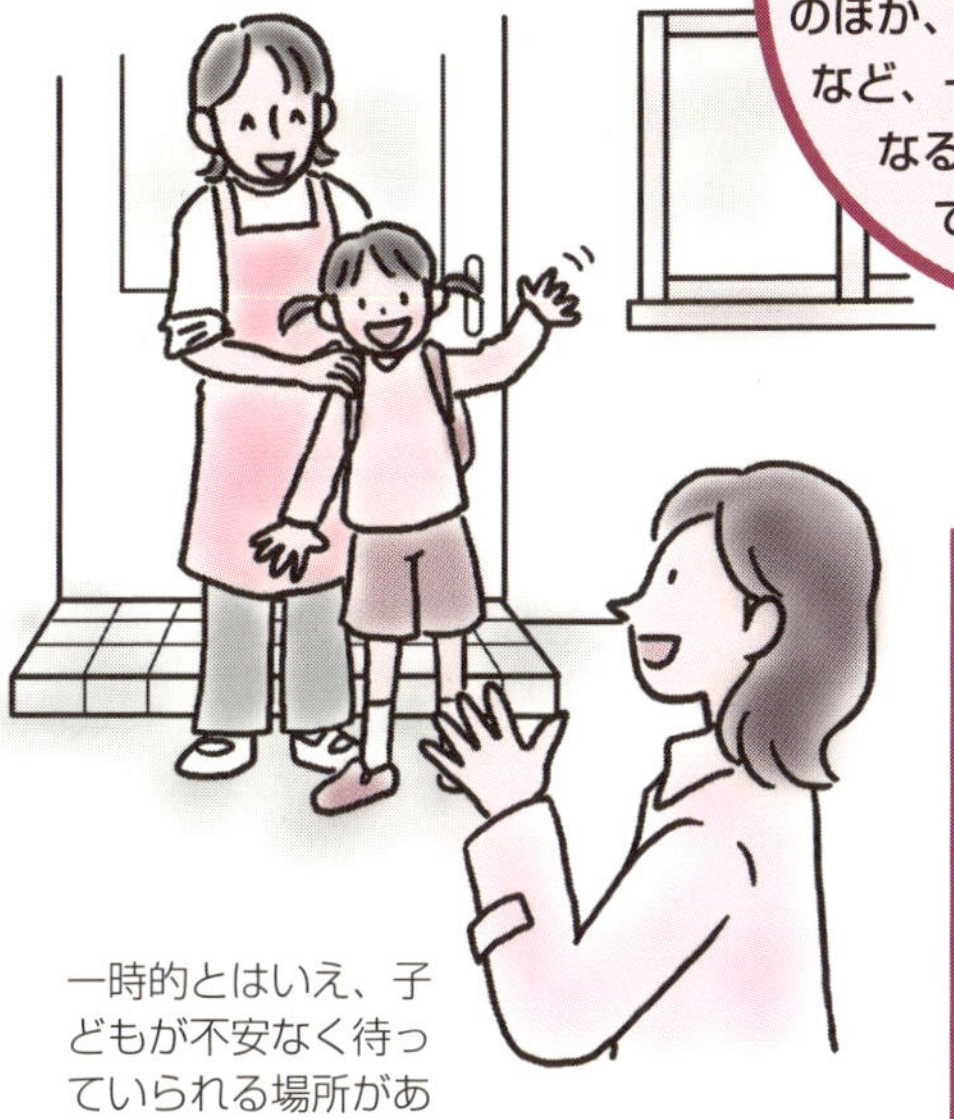

一時的とはいえ、子どもが不安なく待っていられる場所があれば安心できる

家庭で生じるいろいろな問題

親の入院やけが、冠婚葬祭、災害、事故など突発的な出来事のほか、出産、仕事、育児疲れなど、一時的に保育が難しくなることは珍しいことではありません。

レスパイトサービス

介護を続ける家族に休養、リフレッシュをしてもらうためのサービスです。レスパイトとは、小休止の意味です。家庭でのホームヘルプサービスも、レスパイトサービスとして利用されることがあります。

ショートステイ

障害がある子どもを、入所施設に、一時的に一定期間入所させることができるサービスです。自立支援給付の対象にもなっています。

一時的保育事業

就学前の子どもを一時的に保育園で預かるサービスです。親の入院やけがだけでなく、広い理由で利用できるようになってきています。

ホームヘルプサービスを上手に利用する

障害がある子どもの自立を支援するためには、子どもの発達をうながす療育や生活をささえるサービスが必要になります。それと同時に、家族の負担を軽くするための支援も必要です。

ホームヘルプサービスは、きめ細かい支援をうけられる身近なサービスです。

仕事をもつ母親や他の兄弟姉妹の子育てをする親など、自分たちの生活にあった利用の仕方をするとよいでしょう。

保護者にも休息の時間が必要

子育て中の母親のほとんどは、育児ストレスを抱えています。無理をせずに、時々リフレッシュのためとしてサービスを利用することも必要です。

そうすることで、心の余裕につながり、子育てにもよい影響となるのです。

家族のケア ②

子育てにかかる経済的負担を軽くする

知的障害のある子どもとその保護者には、いくつかの経済的支援があります。制度を上手に利用して、負担はできるだけ少なく、子どもの療育環境を整えましょう。

子どものためにも療育手帳はもらう

身体障害のある人には「身体障害者手帳」が交付されるように、知的障害のある人には、「療育手帳」が交付されます。

療育手帳は、療育や福祉サービス、制度上の優遇をうけやすくするための手帳で、さまざまな面で役立ちます。

子どもに障害がみつかって間もないころの親は子どもの障害をうけいれることができず、療育手帳は必要ないと考えがちです。

しかし、子どもの成長にとって重要な手帳となるので、積極的な活用をすすめます。

療育手帳は、二年に一回再審査があり、内容は更新されます。

支援について調べておこう

知的障害のある子どもには、いくつかの優遇措置があります。どのようにして支援がおこなわれるのか、大まかな流れをみていきましょう。

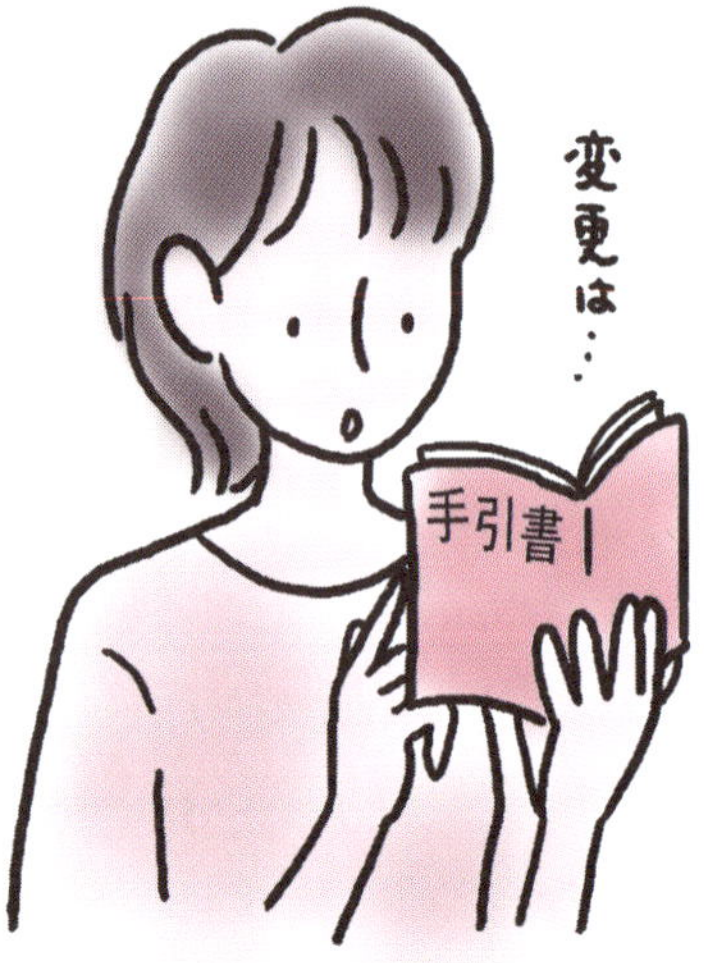

市区町村の福祉事務所では支援についての手引書を配っているので、変更はないか定期的にチェックする

療育手帳をもらう

福祉事務所に、療育手帳の交付を申請します。療育手帳には、重度の場合はA、それ以外の場合はBといった区分があります。

▼

市区町村の窓口へ相談

支援制度は、市区町村によって異なります。住んでいる市区町村の窓口に相談し、どんな支援がうけられるのか具体的に聞くとよいでしょう。

▼

支援をうける

医療給付や経済的支援は、療育環境を整えるための経済的な負担をやわらげてくれます。窓口で手続きの方法を聞き、積極的に支援をうけましょう。

支援には金銭の給付や割引などがある

経済的な支援は、障害のある子どもや、その家族をささえる重要な制度です。内容や支給額については市区町村に確認しましょう。

医療給付

療育手帳でAランクにあたる重度の障害がある子どもは、重度心身障害児医療の対象になります。申請すると、医療費の自己負担分が支給されます。ただし、所得制限がある場合があります。

2歳または3歳未満の子どもは、乳幼児医療として医療費が無料になります。

手当

特別児童扶養手当

知的障害がある子どもを扶養する親に支給されます。ただし、施設に入所している場合などは対象外です。

特別障害者手当・障害児福祉手当

重度の障害がある子どもの親に支給されます。20歳以上の場合は、特別障害者手当、20歳未満の場合は障害児福祉手当になります。

生活保護

生活に困窮する人に対して、最低限度の生活を保障する制度です。

年金

障害基礎年金

年金は、所得保障のためにつくられた制度です。20歳以上になると知的障害がある人は国民年金に加入し、障害基礎年金が支給されます。

支給をうけるには、国民年金の保険料を納付する必要がありますが、知的障害がある子どものように20歳以前から障害があった場合は、保険料を払わずに、年金を受給できます。障害の程度によって1級と2級があり、支給額が違います。

その他の支援

税金の特別措置

障害がある子を扶養している場合、税金の控除や減免をうけられます。

就学奨励金

特別支援学校などに就学すると、学校給食費、交通費などの経費分が支給されます。

割引

JRや有料道路など交通機関の料金の割引などがあります。

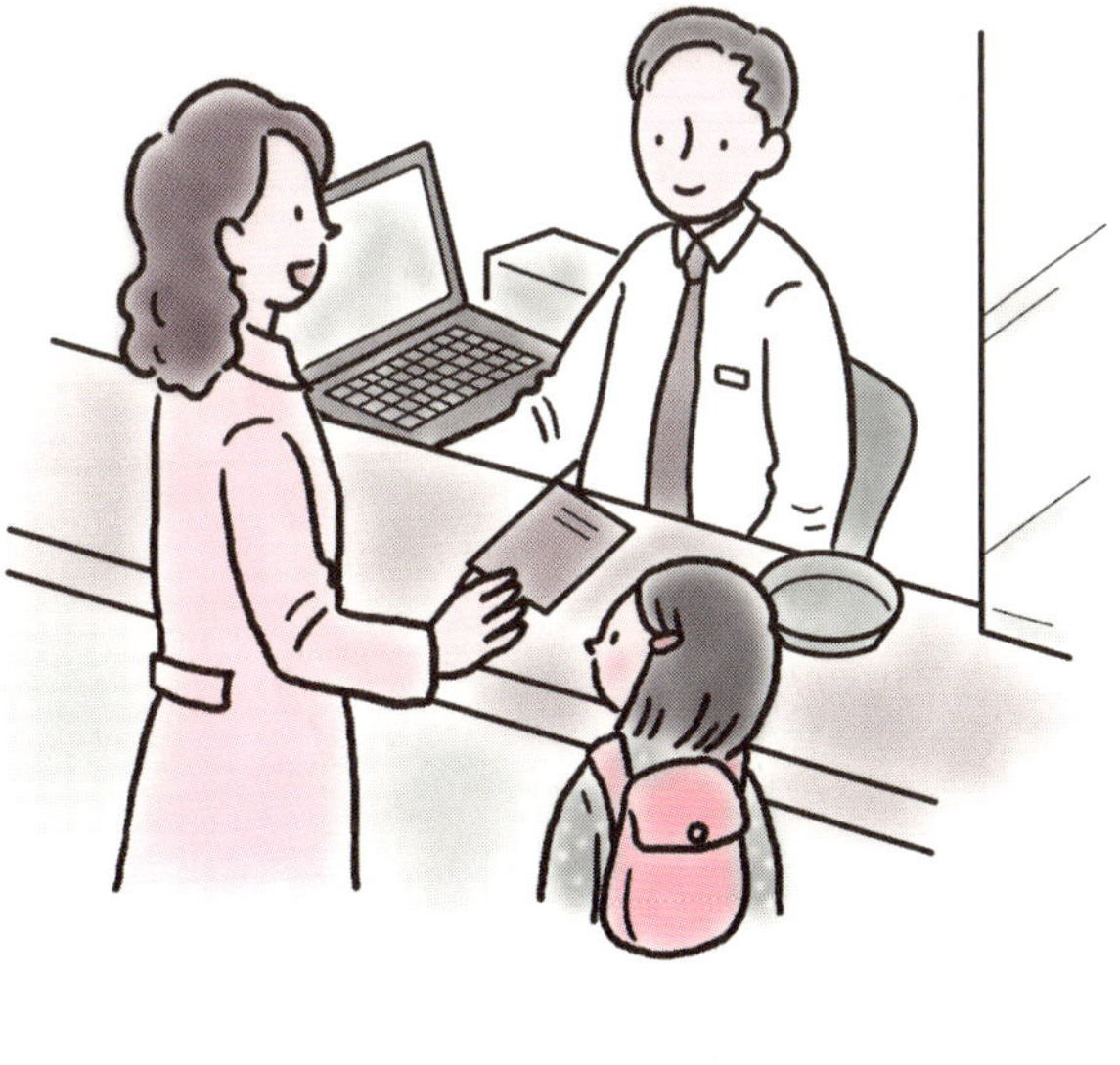

療育手帳をみせれば、たいていの場合割引をしてもらえる

家族の悩みを解消する場をもとう

同じ境遇の人たちと話してみると、自分だけが悩んでいたわけではないことがわかります。子育ての悩みや問題を解決するアドバイスがえられるかもしれません。

家族をとりまくさまざまな悩み

意欲的に子育てをしたいと思っても、障害がある子どもの子育ては悩みの連続。ときに不安で押しつぶされそうになることもあるでしょう。

子どもの悩み

治療や教育、対応方法について悩むものです。また、子どもの将来についても考え、不安を抱いています。

家族の悩み

子育てへの夫の協力がない、祖父母から責められるなど、家族が無理解であると母親は孤立します。

周囲の無理解

近所や地域社会の人から冷たい視線をむけられたり、しつけが悪いと非難されたりすることがあります。

経済的な不安

医療や療育などの費用で経済的な負担は大きくなります。経済的な理由で共働きの場合、育児と仕事の両立にも悩みます。

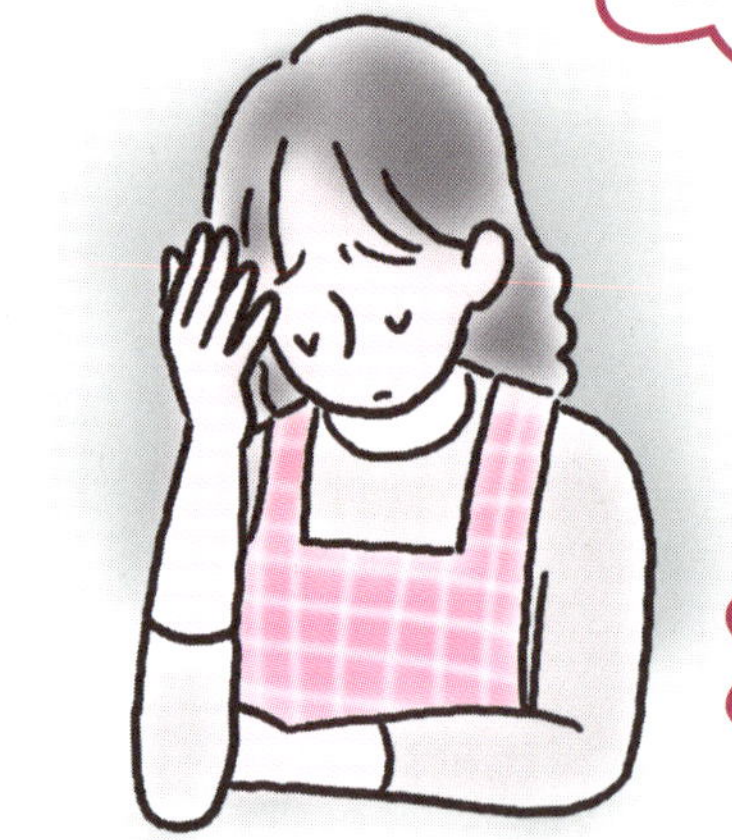

育児疲れになった母親が、ひとりで悩んでいることが多い

相談できる場をもつことで、心は軽くなる

子育ては、親と子どもがお互いに気持ちを通いあわせ、心の絆《きずな》を結んでいくことです。しかし、障害がある子はコミュニケーションをとるのが苦手なため、わが子なのにわからないと悩む親もたくさんいます。

親の悩みは、だれもが経験することです。同じ境遇にある人と話し、お互いの悩みや喜びを分かちあうことで、心が軽くなる人もいます。専門機関への相談とは違った効果がえられるでしょう。

日々の問題に直面しても、ささえあう仲間がいることは、子育てを続けるうえで大きな心の余裕になります。

全日本手をつなぐ育成会

知的障害のある子どもの親と関係者が設立した会です。特別支援教育や、雇用・年金などの法律、制度の整備と充実、入所・通所施設の設立などを求めて運動を展開してきました。全国的な組織で、各都道府県に支部があります。

連絡先
http://www.ikuseikai-japan.jp/

親の会に参加しよう

障害がある子どもの親の会では、同じ境遇の人と体験を共有しあったり、アドバイスをもらったりすることができます。

セルフヘルプグループ

同じ境遇の人たちが情報交換をして、ささえあいながら運営するグループです。その中に、知的障害がある子どもをもつ親同士でつくられたグループもあります。インターネットで調べたり、地域の医師や保育士に聞いたりして、地域内での活動があるか調べてみましょう。

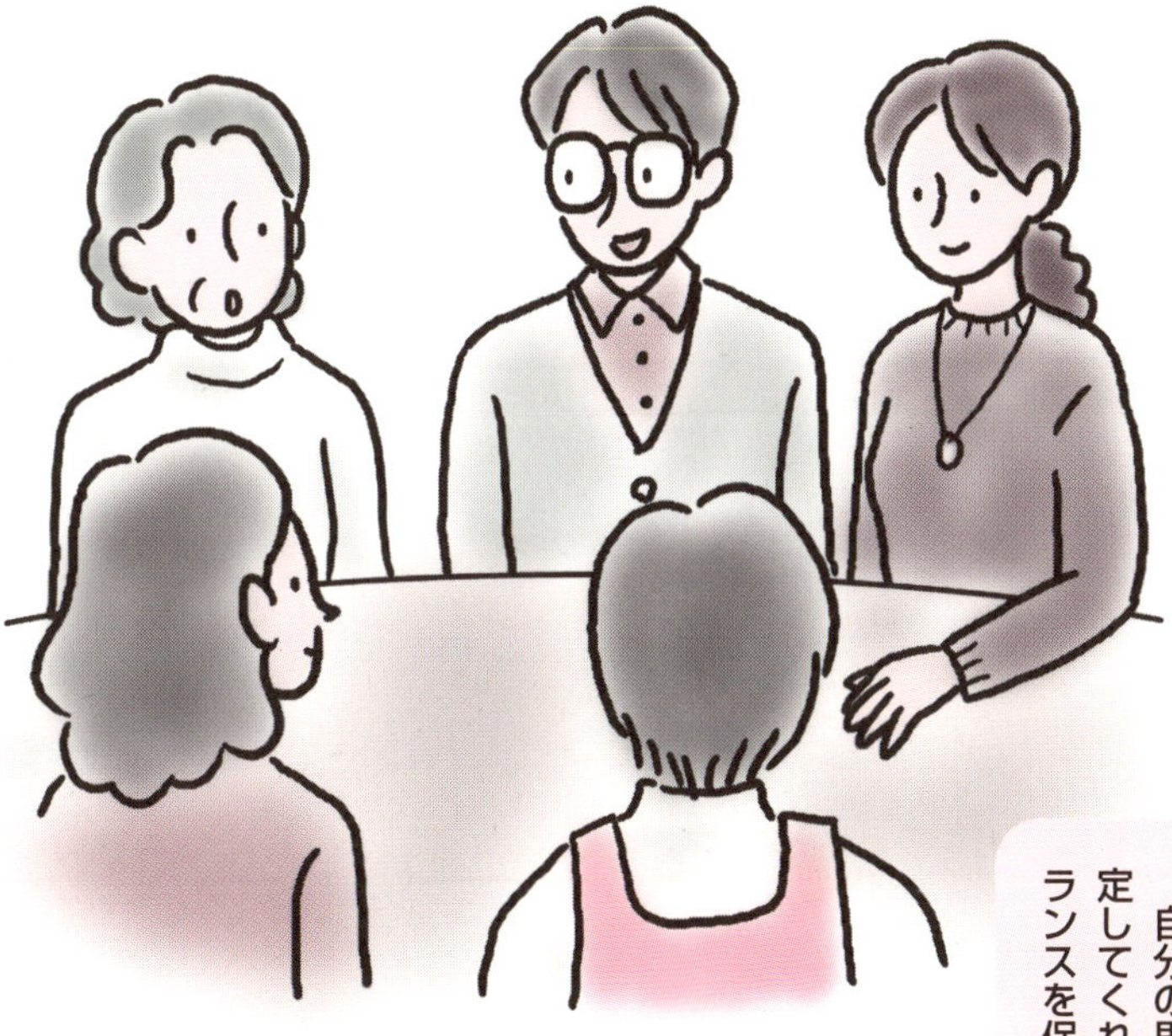

保護者の集まりに積極的に顔をだすことで、いろいろな情報が共有できる

自分の思いを主張していこう

両親がいきいきとしていることは、子どもにとっても大切なことです。子育てに疲れたときは、素直に休みたいと主張しましょう。子育てから離れ、ときにレスパイトサービスを利用して、ストレス解消をするのは必要なことです。

自分の思いを聞いてくれて、肯定してくれる仲間をもち、心のバランスを保ちましょう。

その他のグループ

知的障害がある子どもにかかわる会は、それぞれの地域にもあります。同じ施設に通う子どもの親や保育士などに聞くのもひとつの方法です。福祉事務所などでも情報をえられます。

COLUMN

変化を続けていく日本の福祉制度

「保護」から「自立」へむけた取り組み

昔は、知的障害がある人々は社会の中で排除される対象でした。福祉制度が整っておらず、知的障害者の権利は軽んじられていたからです。

そこで、知的障害がある人々やその家族・関係者は、権利獲得のために運動を始めました。その努力の結果、現在では福祉制度も改善し、ある程度の権利回復がはかられるようになりました。

しかし、これまでの障害者福祉は施設の中での「保護」に重点がおかれていました。そのため、障害がある人でも社会の中の一員として暮らせるという理想とは程遠いものでした。

その理想を具体的にするため、世界的にノーマライゼーションと呼ばれる動きが活発になりました。障害のある人が他の人と同じように地域の中で自立した生活を送っていくことができる社会を、実現するものです。

日本でも一九九〇年代になると、福祉制度の見直しが進みました。現在、知的障害がある人の自立を支援するための制度が、充実し始めてきています。

知的障害がある人を守るための法律

日本国憲法

日本国憲法には人は生まれながらにして自由で平等であるという基本的人権に関する条文があります。11条や13条、25条などで、すべての国民に対して、人間として安心した生活を送る権利を保障しています。

知的障害者福祉法

知的障害がある人を支援し、福祉の充実を目指すことを目的とした法律です。また、国が福祉の充実に努力すべきことも記されています。

障害者基本法

国が障害のある人への施策を計画的に進めていくことを目指してつくられた法律です。障害のある人が自立した生活を送れるように、国や地方公共団体、民間事業者が努力すべきことも決められています。

5

心配・不安を解消する Q&A

知的障害がある子どもをもつ親にとっては、
いろいろな悩みや疑問があるでしょう。
そうした悩みや疑問を解消してもらえるように、Q＆Aの形で、
気になることをわかりやすく解説していきます。

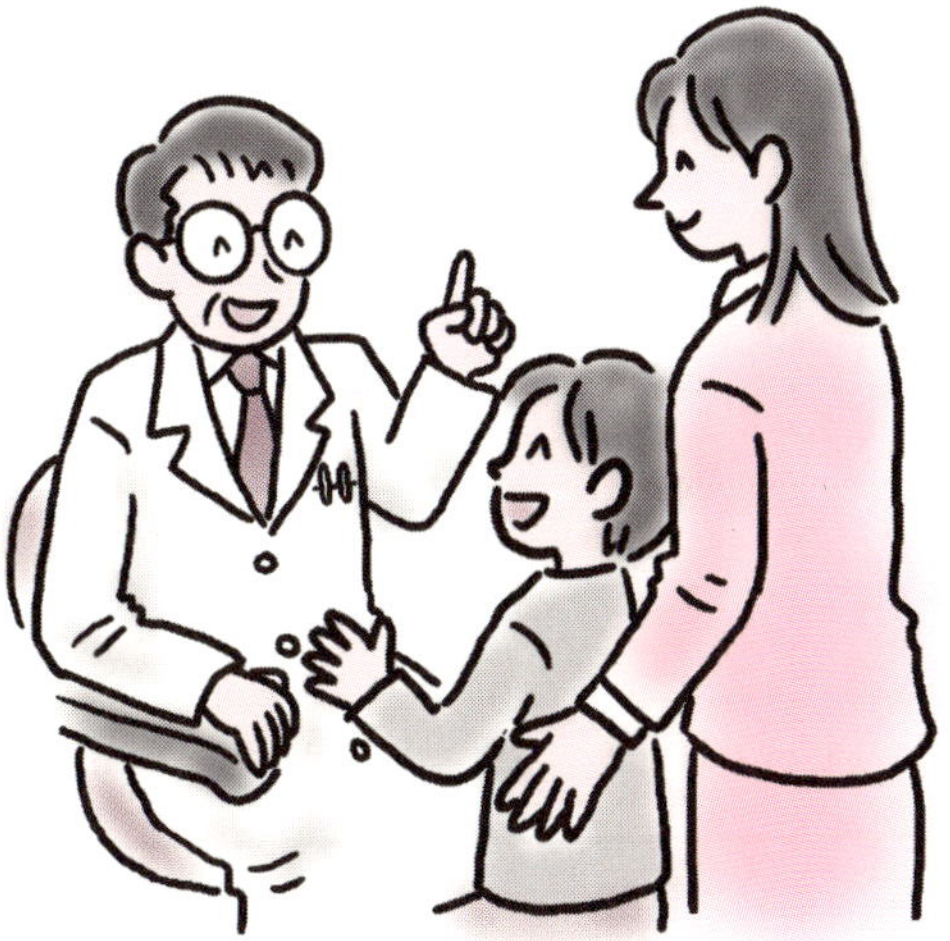

人権

差別をうけるのではないかと心配です

知的障害がある子どもは、幼稚園や学校でのいじめ、職場での虐待などをうける場合があります。こうしたときは、積極的に被害を訴える姿勢が大切です。

Q いじめなどをうけた場合、どうしたらよいのでしょうか？

子どもはいじめをうけたことをいいださず、まわりも気づきにくいことがあります。子どもに元気がないようなときは、何か嫌なことがあったのではないかと話しかけて聞くようにしてください。

ポイント
急に黙ることが多くなったと感じたら要注意

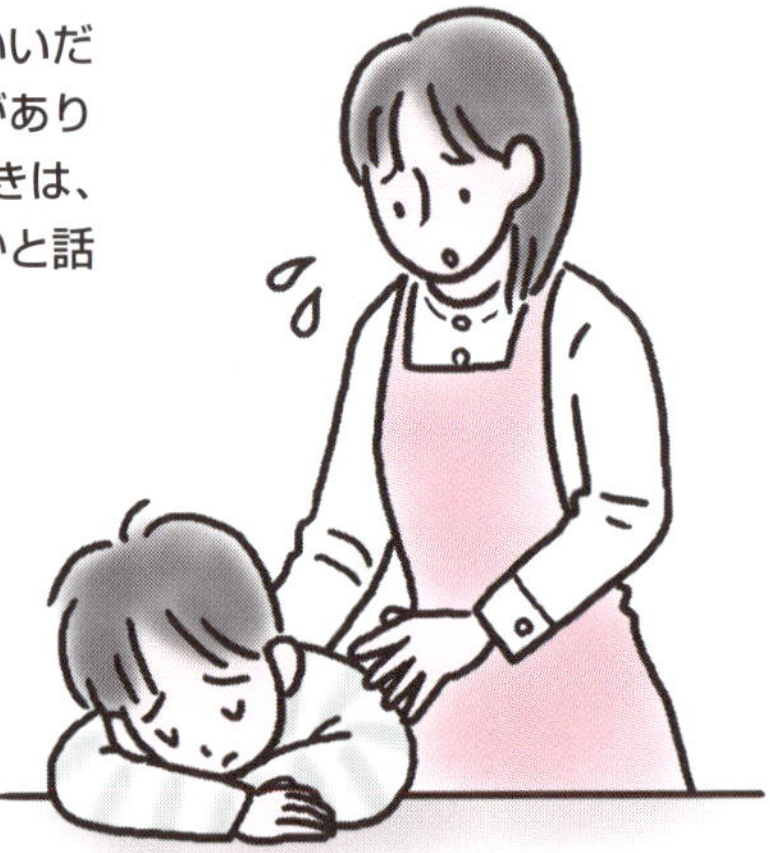

子どもは何か嫌なことがあると、何も話さず、落ちこんでいる場合が多い

子どもを取り囲む社会の状況

多くの人が、施設や学校、職場などでなんらかの差別を経験したといいます。どのような差別があったのでしょうか。

保育園・幼稚園
他の子どもが、障害のことを取り上げてからかいます。悪気はなくてもきついことばをかけている場合があります。

職場
障害に対して理解のない上司や同僚からののしられる、暴力をうけるといったことが起きています。

学校
障害のせいで勉強が苦手なのをからかわれることがあります。障害を十分に理解していない教師の対応も問題になります。

障害者に対する理解がない場所では差別が起きやすい。幼稚園や学校、職場選びには注意が必要

A 関係者へ改善を働きかけ、ときには専門機関に相談してください。

子どもの体験を聞きとり、関係者に伝える

子どもの悩みを明確にします。同級生からのいじめ、先生のことばに傷ついているなど、聞きとった悩みを学校側へ伝えてください。

↓

学校や職場内全体での改善を求める

子どもが属している組織全体へ改善を求めます。学校なら、校長先生を含めて話し合いをします。教育委員会などの専門機関にも相談しましょう。

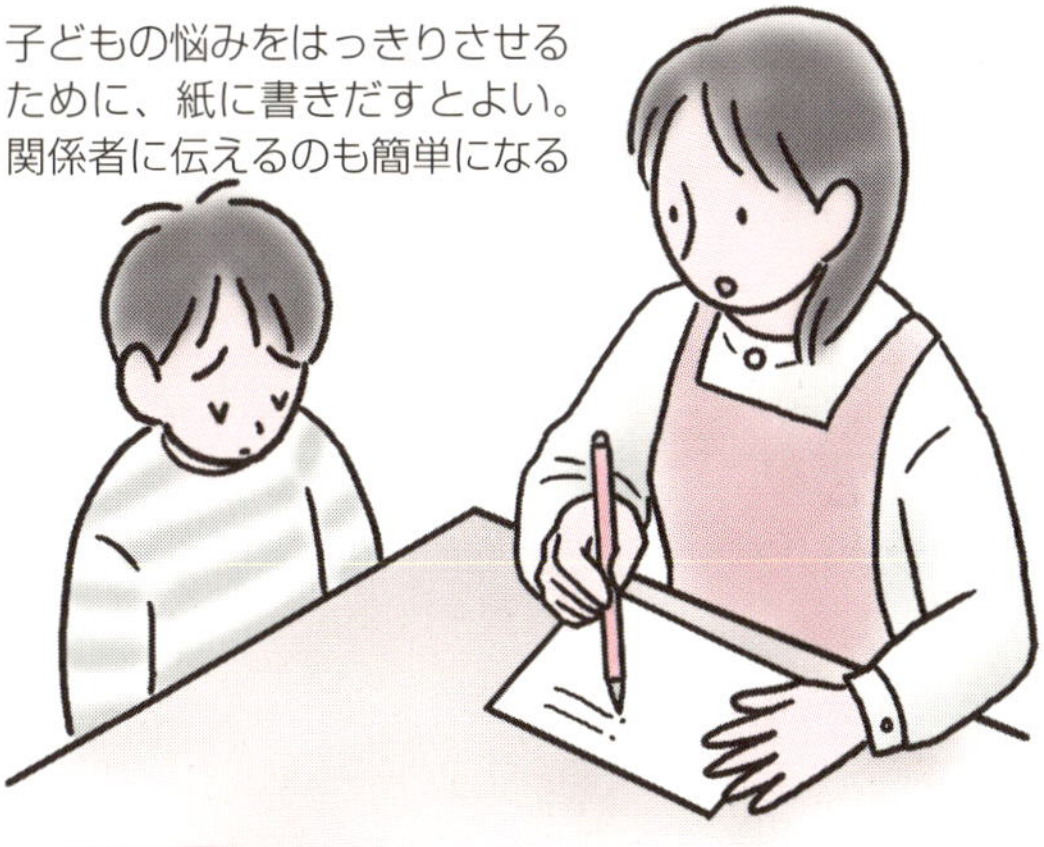

子どもの悩みをはっきりさせるために、紙に書きだすとよい。関係者に伝えるのも簡単になる

相談できる機関

- ●教育委員会……各市区町村に設けられ、いじめの相談に対応している
- ●人権相談所……法務局に設置されている機関で、人権に関する相談をうけつけている
- ●障害者110番…各地域に設置されており、障害に関する悩みの電話相談をしている

障害のある子どもは弱い立場になりやすい

学校でのいじめは、障害のあるなしにかかわらず、大きな問題です。しかし、知的障害がある子どもが、特にいじめをうけやすいのは事実です。

障害がある子どもは、いじめや虐待、セクハラなどをうけたときに、その事実をなかなか打ち明けることができません。

本人を中心にして対応を考える

いじめや虐待が実際に起こってしまったときに、親はどう対応すればよいでしょうか。学校や施設の関係者に改善を求めるとともに、公的な機関へ相談することです。

ここで忘れてはならないのが、子ども本人の気持ちです。親や関係者からみて問題が解決されたと思っても、子どもの悩みは解決されていない場合もあります。子どもが楽しく生活できることを基準に考えてください。

遊び場

休日にどこか遊べる場所はないでしょうか

知的障害がある子どもが休日や放課後をどのようにすごすのかは、親にとっても大きな悩みです。子どもがいきいきと遊べる場を考えてみましょう。

Q 休日や放課後を有意義にすごすために、どうすればよいでしょうか？

人とかかわるのを避けて、人前にでないようになる

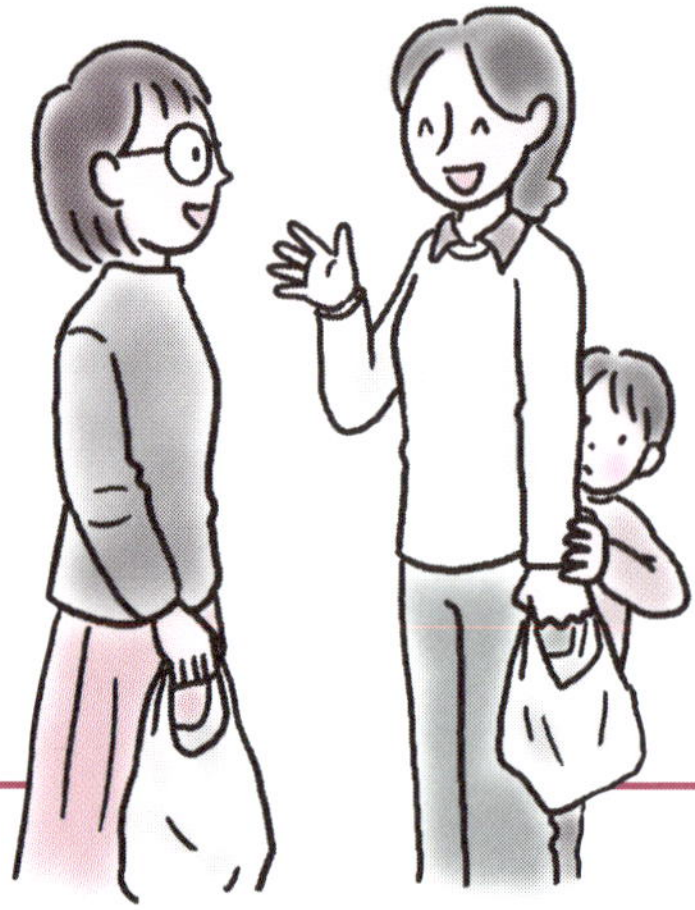

知的障害がある子どもの多くは、一緒に遊ぶ友だちが少なく、家の中にこもってすごしているのが現状のようです。家でテレビをみたり、親とばかり一緒にいたりすることが多くなります。

↓

他の人と会うのを嫌がるようになってしまう

成長につれて活発に遊べる場所がなくなっていく

幼稚園くらいまでなら、障害がある子どもも、地域の子どもたちに交じって遊んでいられます。成長につれて、一緒に遊べる人が少なくなっていきます。

乳幼児期
公園などに同年代の子どもが集まって遊んでいるので、親が間に入って、一緒に遊ぶ機会をもてます。

学童期
身近なところに一緒に遊べる友だちがいなくなります。外では遊ばず、家ですごす時間が増えていきます。

成人
施設に入っていないと、友だちとほとんど遊べません。仕事がない余暇の時間の使い方が大きな問題になります。

A 地域にある施設などを積極的に利用してください。

家庭内では、テレビをみせるのではなく、子どもと一緒に料理や手芸、大工仕事をするのもよいでしょう。しかし、家庭での遊びには限界もあるので、地域にある遊びの場を利用しましょう。

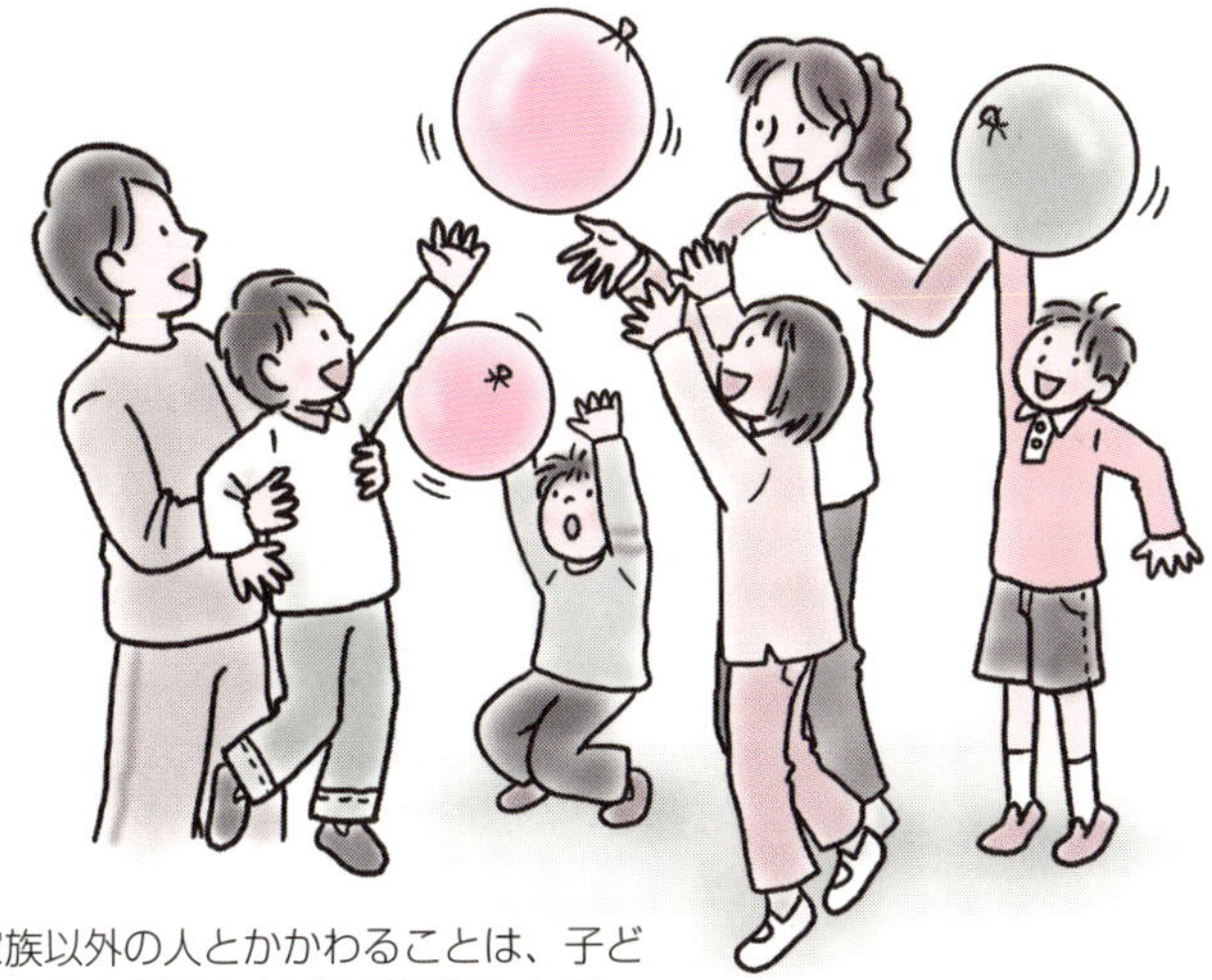

家族以外の人とかかわることは、子ども自身の世界を広げる手助けになる

地域の施設

各地域に児童館があり、遊びの場を提供しています。みんなで遊ぶサークルもひらかれています。また、両親が共働きであれば学童保育を利用することもできます。

地域のサークル

地域で遊びや習い事などのサークルがひらかれています。学校や施設の関係者、保護者から情報を集めましょう。地域の大学・専門学校ではボランティアのサークルがあるので、問い合わせるのもよいでしょう。

自立のためにも大切な、余暇のすごし方

知的障害がある子どもは、余暇の時間をひとりですごしたり、家族とだけですごしたりということが多くなりがちです。

しかし、親子だけでずっと一緒にいると、子どもはしだいに他人と会うのを苦痛と感じるようになります。これでは、子どもの社会参加が難しくなってしまいます。

はやいうちから、他の人とかかわる機会を与えて、人間関係のつくり方を学ばせましょう。

就学相談のときに情報を集めておこう

地域によって余暇のすごし方の支援方法はさまざまです。まずは情報を集めることです。

特に学校へ入ったあとの余暇のすごし方が問題になります。就学相談のときに、担当者に相談しておきましょう。情報を集めたうえで、子どもにあった余暇のすごし方を考えてください。

遺伝相談

次に生まれる子どもにも障害がでるのでしょうか

もうひとり子どもがほしいと思っても、次の子にも障害がでるのではないかと、不安になってしまうものです。遺伝相談をして、次の子への不安を解消しましょう。

Q 遺伝相談というものがあると聞きましたが何をするのでしょうか?

知的障害の原因の多くが遺伝子に関係しているため、遺伝に対する誤解がたくさんあります。必ず子どもに遺伝してしまうのではという誤解が、親たちを不安にさせてしまうのです。

× 知的障害は親から子に遺伝して起こる

○ 知的障害は遺伝子の突然変異が原因

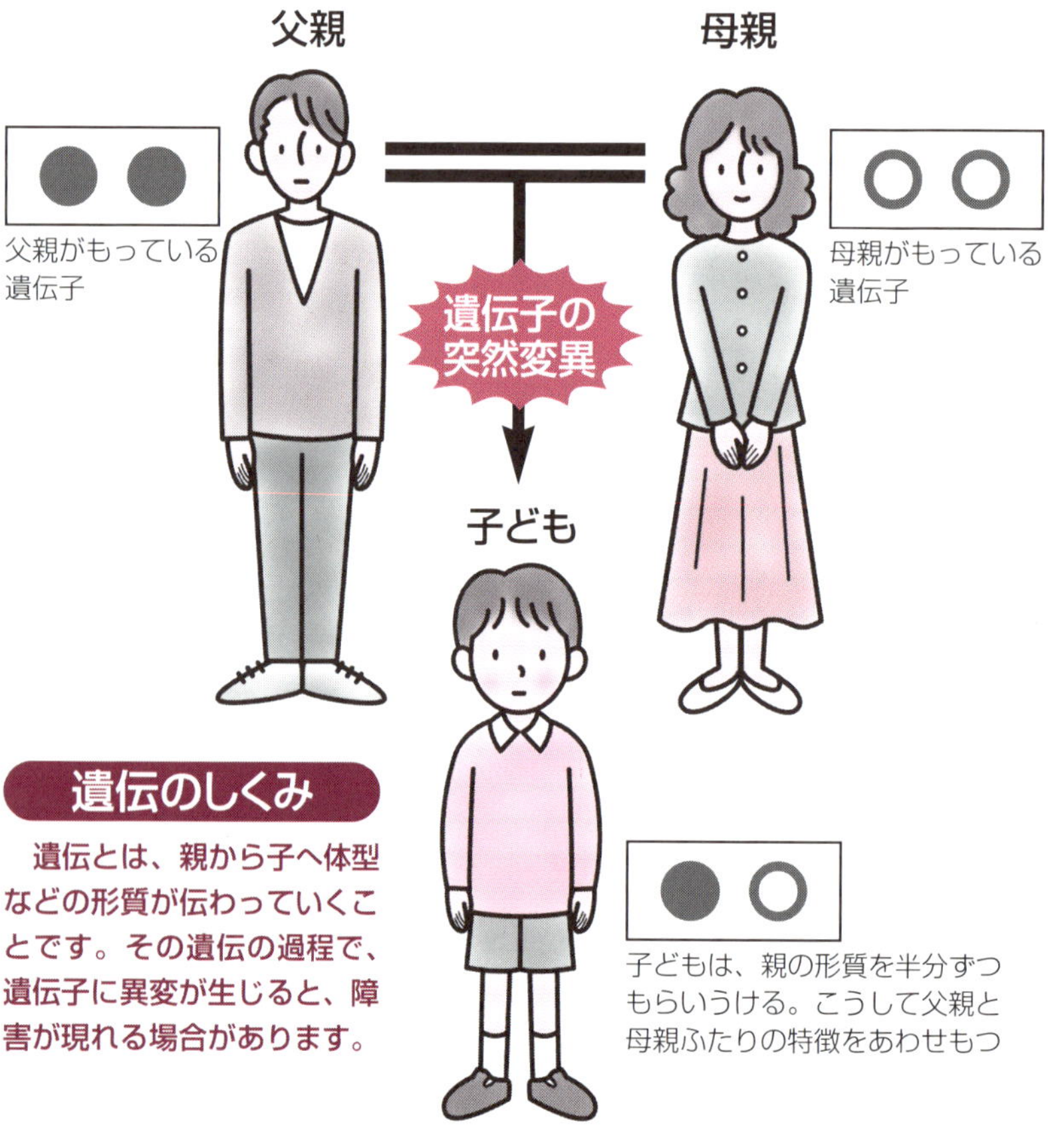

父親
母親
父親がもっている遺伝子
母親がもっている遺伝子
遺伝子の突然変異
子ども
子どもは、親の形質を半分ずつもらいうける。こうして父親と母親ふたりの特徴をあわせもつ

遺伝のしくみ

遺伝とは、親から子へ体型などの形質が伝わっていくことです。その遺伝の過程で、遺伝子に異変が生じると、障害が現れる場合があります。

A 両親の家族歴などを聞いて、障害のある子どもが生まれる可能性を診断します。

遺伝相談では、専門家が、遺伝についての正しい知識や子どもを産む場合のアドバイスを提供します。かかりつけの医者に相談すれば、専門家を紹介してもらえます。

1 家族歴の確認

家系の中に障害がある人はいるか、親戚の生年月日から死因までさまざまな情報提供が必要です。

2 両親の検査

実際に両親の染色体を検査して、遺伝子を詳しく調べます。検査の結果をもとにカウンセリングをおこないます。

3 説明をうける

あらゆる情報をもとに判断された結果を説明してもらいます。次の子は遺伝子的な心配が本当にあるのか、どれくらいの可能性があるのかなど、詳しい話を聞きます。

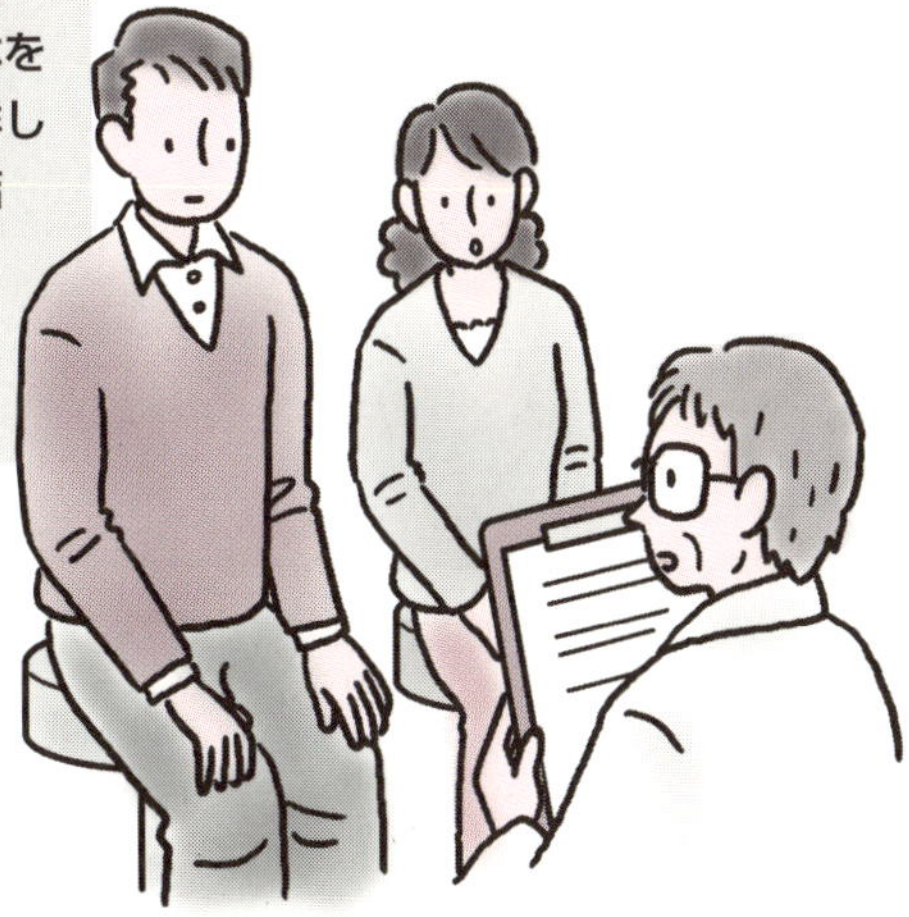

専門家から説明をうけたうえで、子どもを産むかどうかは夫婦で決める

もうひとり子どもがほしいと思ったら遺伝相談へ

ひとり目の子どもに知的障害があった場合、ふたり目の子どもをつくるべきかどうかで悩む親は多いでしょう。

しかし、それを理由に子どもをつくらないと決めてしまってはいけません。しっかりとした知識をもったうえで、夫婦で話しあって決めることが大切です。

子どもがほしいと思ったときは、まず、遺伝相談をすることをおすすめします。

不安を解消するためにもしっかり話を聞こう

遺伝相談のときは、不安に思っていることはなんでも相談しましょう。子どもを産むかどうかを決めるのは、他でもない夫婦なのですから。

もし、ふたり目の子どもができたなら、出生前診断もうけましょう。早い段階で子どもの健康状態を知ることができます。

病院

健康管理で気をつけるべきことはありますか

障害がある子どももない子どもも、同じように病気になります。しかし、障害がある子どもの場合、病気にならないような自己管理が難しいので、まわりの注意が必要です。

Q 障害のある子どもの病気にはどう対応すればよいでしょうか？

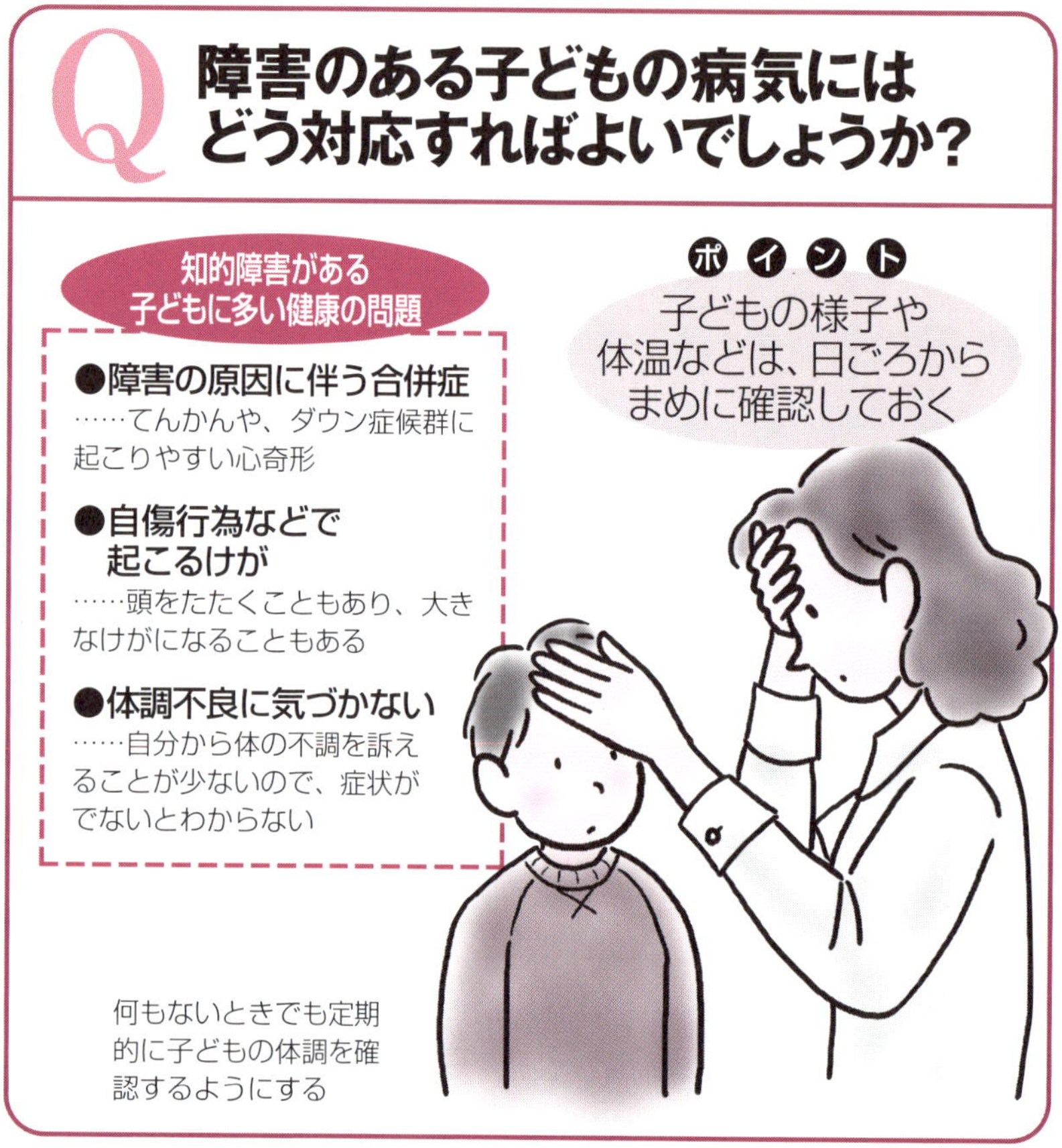

知的障害がある子どもに多い健康の問題
●障害の原因に伴う合併症
……てんかんや、ダウン症候群に起こりやすい心奇形
●自傷行為などで起こるけが
……頭をたたくこともあり、大きなけがになることもある
●体調不良に気づかない
……自分から体の不調を訴えることが少ないので、症状がでないとわからない
ポイント
子どもの様子や体温などは、日ごろからまめに確認しておく
何もないときでも定期的に子どもの体調を確認するようにする

子どもの健康管理には周囲の協力が必要

子どもが小さいうちは、定期的な健診があるので、ある程度の健康管理ができています。しかし、大きくなる程、健康状態を確認する機会は少なくなります。

知的障害がある子どもは自分から不調を訴えることが少ないので、まわりの人が注意していなければなりません。施設に入所しているのであれば、施設の人が管理してくれます。在宅の場合は、家族が管理することになります。

健康管理では、日ごろから栄養バランスや運動不足にも気を配りましょう。子どもは自分で気づかうのが苦手なため、生活習慣病などになりやすいからです。

A 何でも相談できるかかりつけの医者を子どものときからみつけておきましょう。

慣れていない病院では、気分が落ち着かず、診察がスムーズに進まない場合もでてきます。子どものころから、信頼できるかかりつけの医者をみつけておくと安心です。

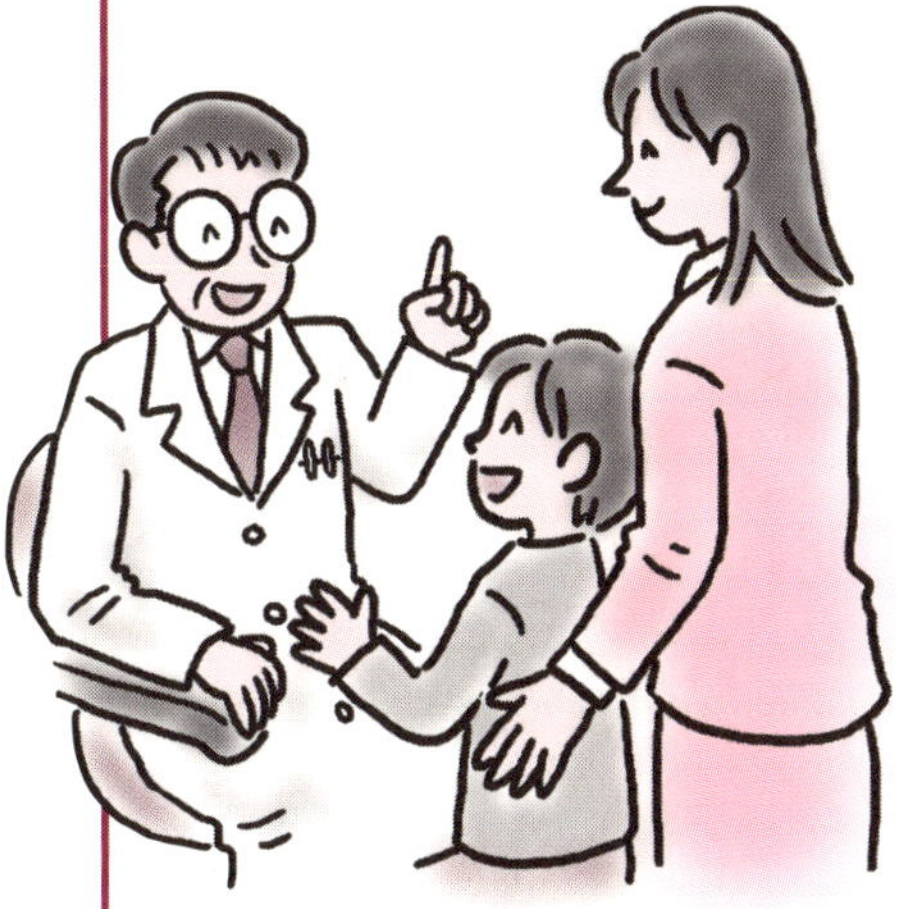

慣れ親しんだ医者であれば、子どもも診察をうけやすい

かかりつけの医者をみつける

近くに障害に理解のある医者がいるか、教師や他の保護者などに話を聞きましょう。かかりつけの医者の専門は、小児科、特に小児神経科が理想的です。

かかりつけの医者の診察をうける

自分の子どもの障害についてよく理解してもらっているので、いろいろなことを相談しやすくなります。

かかりつけの医者に相談すれば、専門医を紹介してくれる。医者同士も連絡しあうことで、今後の診察にもいかすことができる

専門医を紹介してもらう

子どもの診察は、ひとりの医者ですべてをまかなえるわけではありません。対応できない場合は、専門医を紹介してもらいましょう。

入院するときは病院と相談を

知的障害がある人、特に大人の場合には、入院が困難になることがあります。

というのも、初めて入院をすると、これまでの生活環境から大きく変化するため、大きな不安を感じ、落ち着いて入院していられないからです。

また、うけいれる病院側にも問題があります。知的障害がある人に対応した専門病院は数が少なく、一般病院では専門家が少ないので対応しきれないといったものです。

地域によって病院もさまざまです。入院の必要があるときは、かかりつけの医者に、地域の病院でのうけいれ態勢がどうなっているのか相談する必要があります。

病院側の問題点

専門の病院は数が少なく、ベッド数も少ない
専門の病院は、診療科目が限られるため、特定の病気以外には対応できない場合もある
一般の病院は、数は多くても障害がある人への対応が不十分になる

将来

自分たちが年をとったあとのことが心配です

自分たちがこの子の世話をできなくなったらと、どの親も考えてしまうでしょう。子どもの将来をささえてくれる制度には何があるのか、今のうちから知っておきましょう。

Q 今のうちから施設へ入所させたほうがよいのでしょうか？

子どもを地域の中で自立させる場合、自立を助ける支援に何があるかを知らなければなりません。また、施設へ入所する場合、子どもにあった施設を選んでおく必要があります。

施設への入所
or
地域での自立

A 子どもの能力にあわせて選びましょう。

施設への入所

施設で、障害がある他の人たちと共同で生活します。生活面の保障があり、介護がかなり必要な子には安心です。

【注意点】 自宅暮らしから突然施設に入ると、落ち着いて生活できなくなることがあります。入所を考えるなら、はやいうちから見学にいきましょう。

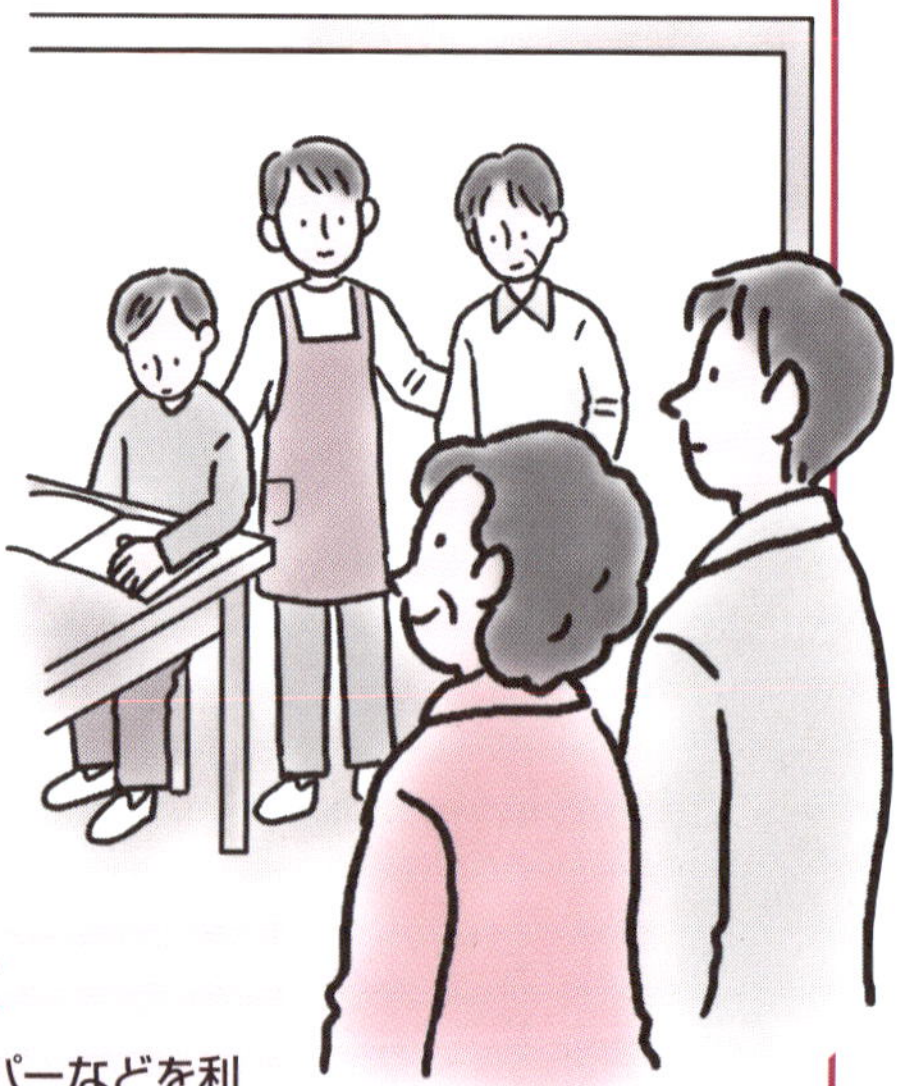

施設を実際にまわって、子どもの反応をみる。子どもにあっているかといった判断の材料になる

地域での自立

グループホームやホームヘルパーなどを利用して地域の中で自立した生活を送ります。

【注意点】 どんな援助が必要で、ひとりで何ができるのかといったことを考慮しながら、自宅にいるうちから福祉サービスを利用しておくとよいでしょう。

Q 自立した生活の中で金銭トラブルにまきこまれないか不安です。

自立した生活の中で気になるのが、金銭管理の問題です。知的障害がある子にとって、お金の管理は難しく、トラブルにまきこまれたという話もよくあります。

よくある金銭トラブル

- 訪問販売、通信販売で高額商品を購入
- 迷惑メールによる不当な請求
- キャッチセールスやマルチ商法にひっかかった

A 金銭管理の方法と困ったときの相談場所を教えておきましょう。

財産管理のための成年後見制度の利用（P74）を考えましょう。また、金銭管理の仕方を教え、高額な買い物では、信頼できる人に相談するように教えましょう。

消費生活センターへ相談	契約に関する相談を受け付けてくれます。買い物で困ったことがあれば相談しましょう。
クーリングオフの利用	契約日から8日以内であれば、買い物の契約を解約できます。

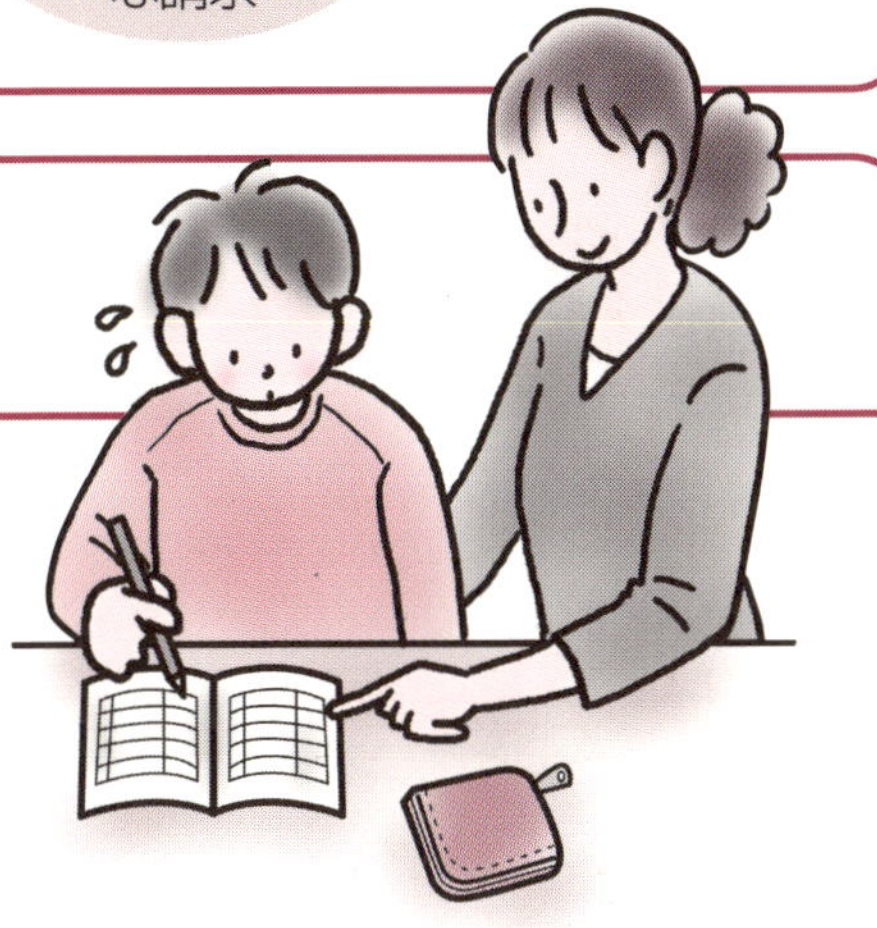

お小遣い帳をつける練習をさせるなど、子どものころから金銭管理の方法を勉強させておく

子どもの将来に備えてはやいうちから対策を

どの親も、自分がいなくなったあとのことを不安に感じてしまいます。子どもを残していくというのはとても心配なものです。

子どもの将来を考えるのであれば、親として元気でいる間に選択肢を考えておくべきです。

子どもの気持ちを尊重しながら、どのような暮らしがあっているのかを考慮して選びましょう。

自立のために必要なお金の管理

子どもが自分で考えて買い物ができるようになるのが理想です。しかし、悪質な商法にだまされてしまうこともよくあります。

そこで、だまされないために成年後見制度を利用したり、お金の管理術をくり返し教えたりしておくことが大事です。また、トラブルにまきこまれた場合に、どう対応すればよいのかもくり返し教えておきましょう。

苦情解決

福祉施設をよりよく使うための手段はありますか

福祉サービスをよりよく利用するためには、利用者からの要望が反映される必要があります。サービスに利用者の声を反映させるために、苦情解決システムを利用しましょう。

Q 現在利用している福祉サービスに不満がある場合、どうすればよいでしょうか？

サービスに対してこうしてほしい、これはやめてくれといった要望がでてくるでしょう。その要望を伝える方法を知っておくことが大切です。

A 苦情解決システムを利用してください。

福祉サービスをおこなう事業者は、苦情解決システムとして、苦情受け付けの窓口を施設や事業所に設けるようになりました。この窓口に苦情を伝えれば、事業の責任者と第三者機関、利用者との話し合いをへて、問題解決に取り組んでもらえます。

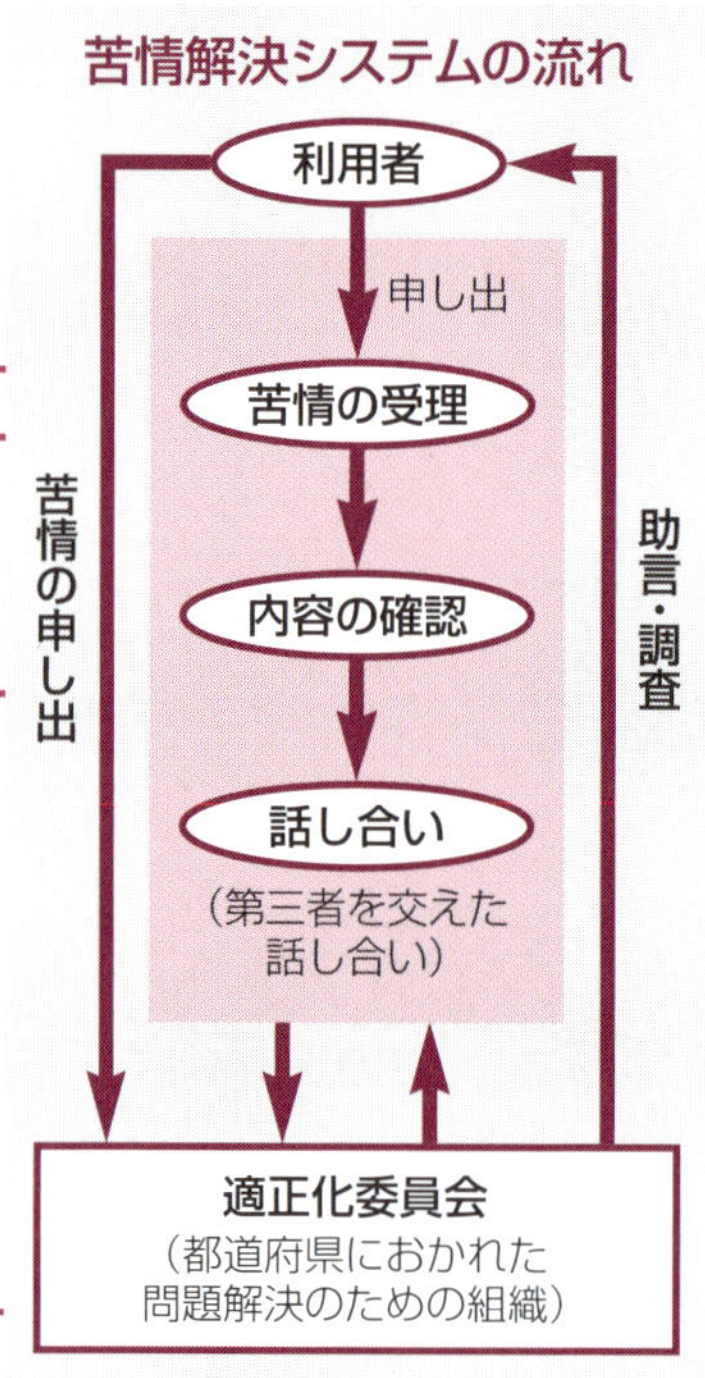
苦情解決システムの流れ
利用者
申し出
苦情の受理
内容の確認
話し合い
（第三者を交えた話し合い）
苦情の申し出
助言・調査
適正化委員会
（都道府県におかれた問題解決のための組織）

利用しやすいサービスを目指す取り組み

障害者自立支援法（七六ページ参照）の導入で、利用者と事業者は対等な関係になりました。対等な関係には、利用者の声がサービスに反映されることが重要です。

そこで、苦情解決システムと呼ばれる制度づくりが始まりました。最初のうちは、事業者による制度づくりが遅れていましたが、最近では多くの事業者が窓口を設置するようになりました。

福祉サービスを選ぶ場合に、この苦情解決システムがきちんと機能しているか確認するとよいでしょう。そして利用方法なども聞いておけば、安心してサービスを利用することができます。

兄弟姉妹

上の子や下の子とどのように接していけばよいでしょうか

障害がある子どもがいると、兄弟姉妹をかまってあげる時間は少なくなります。その場合、どのような配慮が必要になるのでしょうか。

Q 兄弟姉妹にかかわる時間がうまくとれません。どうすればよいでしょうか?

障害がある子どもには、他の子ども以上に手がかかります。兄弟姉妹をかまってあげられず、がまんをさせてしまうことがよくあります。

かまう時間がない

障害がある子どもは日常生活の世話も必要なので、他の子と一緒にいる時間がとれなくなります。

がまんさせている

兄弟姉妹は、親の苦労を目の当たりにして、これ以上負担をかけないようにしようと考えます。

A 家族の協力をえながら、一緒にできることを探しましょう。

障害がある子どもの世話を夫や祖父母に頼み、他の子どもと一緒にいられる時間をつくります。福祉サービスを利用するのもひとつの方法です。また、他の子と一緒に料理をつくったり一緒にお風呂に入ったりするなど、わずかな時間でも一緒にすごせる工夫をしましょう。

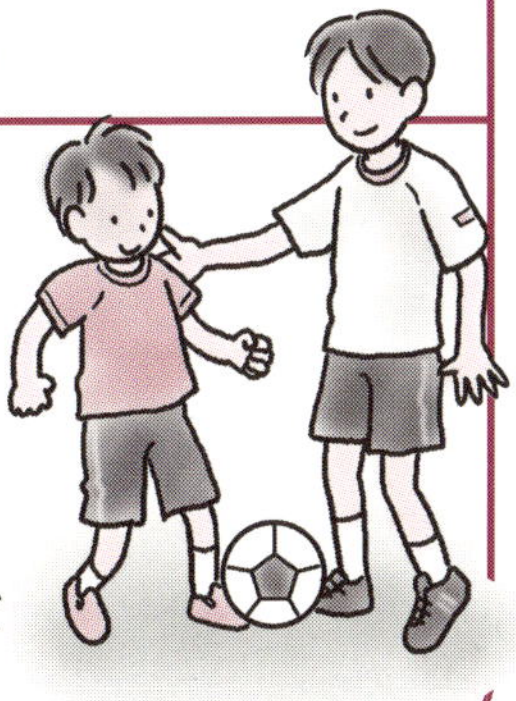

子どもたちを一緒に遊ばせれば、どちらにもかかわる時間がもてる

兄弟姉妹への配慮も忘れずに

障害がある子どもをもつ親は、兄弟姉妹へのかかわり方に頭を悩ませます。障害がある子どもにばかり時間がとられるからです。

大切なのは、子どもたちには平等に愛情をそそいでいると示すことです。兄弟姉妹は何かとがまんをしています。ちょっとしたことでも、積極的にほめてあげるようにしてください。

子どもは成長するにつれて、親離れが進むので、こうした不安は解消されます。しかし、それまでにきちんと親子の信頼関係を結んでおくことを忘れずに。子どもたちの心をくみとって対応していきましょう。

性教育

障害がある子どもに性教育は必要なのでしょうか

知的障害がある子どもの教育で見すごされがちな性教育。障害があっても異性へ想いをよせる感情はあります。性教育への取り組みについて考えましょう。

Q 学校や施設では性に関する教育をおこなっているのですか？

性教育の目的

- 適切な行動を教えるため
- 異性との正しいコミュニケーションがとれるように
- 性的被害を予防するための知識を身につける

障害がある子どもも思春期になれば、異性に対する関心をもつようになります。大人になれば、デートをしたり、結婚をしたりするので、正しい知識が必要になります。

A 男女関係など性に関する講座がひらかれています。

小学校や特別支援学校、知的障害がある子どもが入所する施設などでは、積極的に性教育に関する授業や講座をおこなっています。講座は、体のしくみ、デートの仕方、妊娠について、健康問題など幅広い内容を網羅したものになっています。

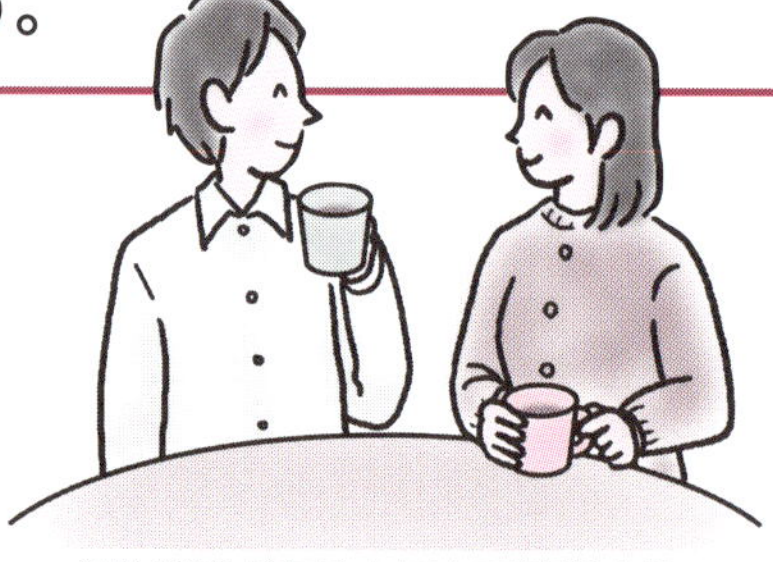

知的障害がある人同士で結婚するカップルも増えてきている

障害がある子どもにも正しい性教育は必要

子どもの成長ははやいもので、あっという間に大人になります。一〇歳をむかえるころには異性に対する関心をもつようになります。

性に関する興味にあわせて、正しい知識を身につけておけば、社会生活のマナーを理解することもできます。学校や施設での教育とともに、親も一緒に働きかけていかなければなりません。

難しい問題ですので、すぐに理解できると思わず、何度もくり返し伝える努力をおしまないでください。習ったことを、家庭内で復習させるようにしましょう。

子どもの自立を願うのであれば、性に関する知識は不可欠です。

■監修者プロフィール
有馬正高（ありま・まさたか）
東京大学医学部医学科卒業。東京大学医学部小児科教室、東京大学講師、東邦大学助教授、鳥取大学教授（脳神経小児科）、国立武蔵療養所神経センター研究部長、国立精神・神経センター武蔵病院副院長、同センター国府台病院院長、同センター武蔵病院院長、東京都立東大和療育センター院長を経て、現在は東京都立東部療育センター院長。
監修・編著書に『発達障害の基礎』『発達障害の臨床』（ともに日本文化科学社）、『小児の姿勢』『発達障害医学の進歩』（ともに診断と治療社）など。

●編集協力
オフィス201
坂本弓美
●カバーデザイン
松本　桂
●カバーイラスト
長谷川貴子
●本文デザイン
勝木雄二
●本文イラスト
後藤　繭
千田和幸

健康ライブラリー　イラスト版
知的障害《ちてきしょうがい》のことがよくわかる本《ほん》

2007年6月10日　第1刷発行
2013年5月21日　第10刷発行

監　修　有馬正高（ありま・まさたか）
発行者　鈴木　哲
発行所　株式会社講談社
東京都文京区音羽二丁目12-21
郵便番号　112-8001
電話番号　出版部　03-5395-3560
販売部　03-5395-3622
業務部　03-5395-3615
印刷所　凸版印刷株式会社
製本所　株式会社若林製本工場
N.D.C.493　98p　21cm

ISBN978-4-06-259416-5

■参考文献
有馬正高監修『発達障害の基礎』（日本文化科学社）
有馬正高監修『発達障害の臨床』（日本文化科学社）
寺山千代子・中根晃著『親・教師・保育者のための遅れのある幼児の子育て　自閉症スペクトラム、ADHD、LD、高機能自閉症、アスペルガー障害児の理解と援助』（教育出版）
水田和江・藤田久美編著『障害をもつ子どもの保育実践』（学文社）
全国障害者生活支援研究会監修『ペーテルってどんな人？』（大揚社）
海津敦子著『発達に遅れのある子の就学相談――いま、親としてできること』（日本評論社）
北沢清司編『知的発達障害Q＆A―生活支援ハンドブック―』（中央法規出版）